先学の肩に乗って

—近世までの泌尿器外科青史—

岡田　清己

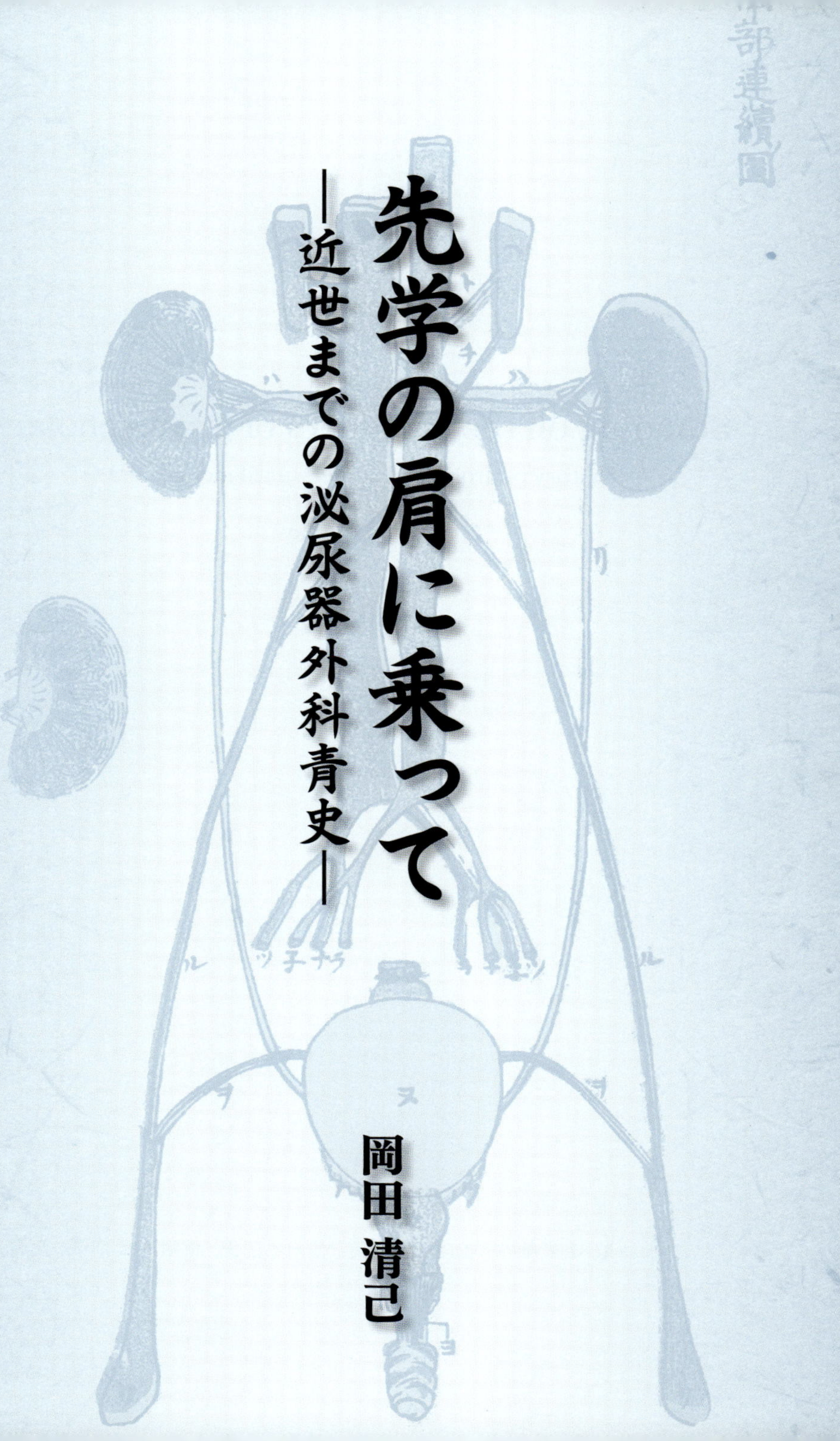

Standing on the shoulders of great scholars

—History of urological surgery until modern era—

Kiyoki Okada

表紙および裏表紙の下絵は江戸時代　池田冬蔵著、解臟図賦より転写
（本文196頁参照）

執筆に際して

医学の歴史をひもといてみると、「近世に至る段階まで、先学たちは真理を探究するに際し、伝統と因習に阻まれ、さまざまな刻苦を強いられてきた」ことを教えてくれた。

それでも歴史が語るように、ルネサンス以降、科学全体を含め医学も目覚ましい発展を遂げ、一六世紀に入り、人体の構造、機能が検討され、徐々に解明されてきた。

泌尿器科学の分野でも、古代よりヒトを悩ませてきた多くの疾患があり、特に膀胱結石は、古代人にとっては致死的な病根であった。さらに人類の永遠の病である性感染症は、これまた泌尿器疾患の解決すべき課題であった。

過去数年にわたり、泌尿器科学の基礎を築き発展させたひとびとについて、医学雑誌『泌尿器外科』に『泌尿器科学を築いたひとびと』など一四編の拙稿を連載した。顧みると、現在の泌尿器科学は「解剖学、外科学をはじめとして、医学全域の先学が成し遂げた遺業の上に成り立っている」ことを認識させられた。

今回、この史実をさらに詳述したいと考え、既刊した『泌尿器科学を築いたひとびと』を軸として、以降に集積した文献を付加し、古代から近世に至るまでの間で泌尿器科の手術に携わり推進してくれた碩学に焦点を当てて上梓することを試みた。

このような歴史書を執筆するに際し、原著から引用することは必須であり、本書の第六部と第七部は原著あるいは写本に当たることができた。しかし、諸外国の文献に関しては、言葉の問題や原著入手不能であることが多かったため、すでに刊行されている総説、教科書などを参考として、筆者の意を含めて総括した。主な著書を挙げると、マーフィー編『泌尿器科の歴史』、バルレンガー編『泌尿器科の歴史 第二編』、ウェルショブ著『泌尿器科学　古代より二〇世紀まで』などであり、本邦での秀作大矢全節著『泌尿器科学史』も参照した。

しかし、本著は泌尿器外科全領域を網羅しているわけではない。尿路通過障害、性機能障害、小児泌尿器科、尿路性器異常などの手術の発展に尽くしてくれたひとびとについては書き入れなかった。また、副題に示したように「近世まで」と限定したため、現代の中心的泌尿器外科学である腎移植術、腹腔鏡手術、ロボット支援手術、泌尿器婦人科手術などについては特記しなかった。

本文中の引用文は、原文通りあるいは、漢文の原著を筆者が現代文様に転筆した文体である。それらの引用文は文語体であり、新仮名遣いとは異なる歴史的仮名遣いであった。そのため読みにくい印象を持たれるかもしれないが、原著に従ったことを申し述べておきたい。

最後に、本著をまとめるに際し、日本大学医学部泌尿器科学教室の高橋悟主任教授、石田肇元教授、川田望診療教授、蜂矢隆彦春日部市立医療センター副院長、一瀬岳人川口市立医療センター部長および日本大学医学部放射線科田中良明元教授方々にご協力頂いたことを明記し、また医学図書出版社の編集部のご尽力により出版できたことを付記し、お礼を申し上げます。

平成三〇年夏

岡田　清己

目次

第一部　腎臓の形態・機能および腎泌尿器外科概史

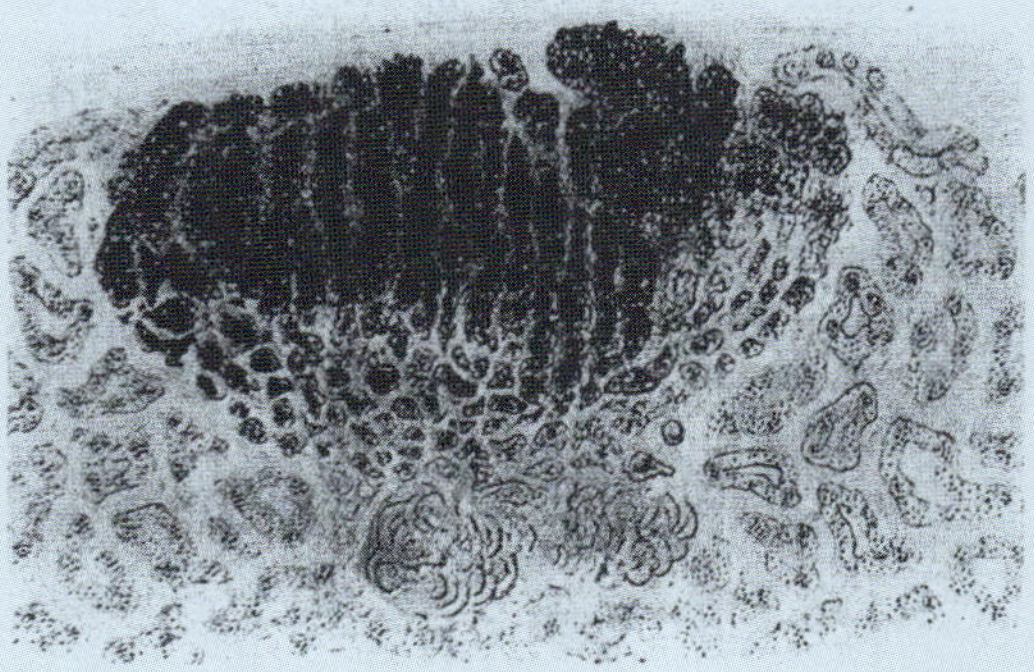
グラヴィッツが写実した腎内副腎由来の迷芽組織

要約　医学の歴史の中でも、ガレノスの腎臓に関する偉業は突出しており、西洋医学の基礎となり、中世へと引き継がれた。

一六六二年、ベリーニは尿細管を詳細に観察し、その四年後マルピーギが腎小体について記述した。一八四二年に至り、ボーマンがマルピーギ小体の周囲に嚢が存在し尿細管に連結していると発表し、同年ルードヴッヒが尿生成のメカニズムとして「濾過・再吸収」仮説を提唱した。一八六二年ヘンレは彼の冠名であるU字型のループの存在について記載したが、最近ヘンレ・ループは腎臓で尿を濃縮する天然のヘアピン構造の対向流増幅系であることが証明された。

臨床面から見ると、古くはモルガーニにより多くの腎泌尿器疾患が記録され、一九世紀に入り腎腫瘍の症例も徐々に報告されてきた。腎細胞癌の起源は種々の観点から検討され、最終的には電子顕微鏡の所見から尿細管由来であることが確定された。手術に関しては一八六九年にシモンにより腎摘除術が施行され、その成功を期に腎手術は急速に発展した。

第一章　腎臓学の揺籃期

第一節　古代医学の泰斗ガレノス

古代、ガレノスは解剖学上で腎臓についての重要な発見をもたらした。ガレノス著『疾患部位について』を英訳したゾルグニオッティによれば、ガレノスは尿路閉塞、尿路カテーテル、神経因性膀胱、尿道括約筋の機能などについて記載し、腎臓結石嵌頓、腎膿瘍、多尿の原因や治療法などについても言及していた。

クラウディウス・ガレノスは、紀元一三〇年頃に、トルコのペルガモン近郊で生まれた。当時のペルガモンは学問でアレクサンドリアと覇を競っており、医学の神を祭った大神殿が建てられていた。ガレノスは学究肌で裕福な建築家ニコンの一人息子で、父親は息子の教育に深い関心をもっていた。ガレノスは両親について、「父は実に物静かで人の役に立つ献身的な人間であった。しかし、母は反対に大変怒りっぽく、下女たちに噛みついたり、常に父に対してブツブツ・ガミガミ言い、あたかもソクラテス相手にまくし立てるクサンティッペ（注、ソクラテスの悪妻）のようであった」と記していた。

ガレノスが医学を学び始めた場所は、アスクレーピオス（注、医学に関するギリシャの全能神）を祭った有名な神殿であった。その後の一〇年間、ガレノスはスミルナ、コリントそしてアレクサンドリアといった学問の府に赴き、その地でサルやブタの解剖を通して医学を学んだ。

一六五年頃、ガレノスは天然痘が大流行するわずか数ヵ月前に運良くローマでの最初の任期を終えペルガモンに戻った。

彼の公開講義は劇場で催され、ときには講義内容を書記に口述筆記させた。聴衆は素人衆、医学生、医師、エリート層、著名人などであった。

彼は講義に際して優越的な態度で聴衆を威圧した。例えば、高名なギリシャの医師エラシストラトスのことを馬鹿、他の医師のことを笑止千万などと述べて、先輩や同輩の医師らを遠慮なくこき下ろした。ガレノスは言葉の暴力で多くの敵を作った。ただし、ヒポクラテスが批判の対象になることはなかった。

ガレノスの腎臓に関する研究結果は当時の規範となり得るものであった。この時代より五世紀前に、アリストテレスは腎臓の解剖構造について「腎臓は太い静脈を人体の背面に固定する働きをしている」という簡単でそして曖昧な記述を残しただけであった。

ガレノスは、臓器には引き寄せる、排除する、貯留する、分泌するという機能があると考えて、臓器を機能ごとに分類した。彼は腎臓を、引き寄せる臓器として分類し、生きものが生存する上で腎臓は重要ではないというアリストテレスの結論を断固拒絶した。彼は、最高水準の実験で腎臓が尿を生成することを証明し、「尿の分泌はまず腎臓から起こり、尿管を通って膀胱にたどり着く」と述べた。この考え方に対して学界からは異論が出されたが、実社会では受け入れられた。

もう一つの業績として、ガレノスは実験を通して尿管の役割を認識したばかりか、「尿管」という用語を命名したと考えられている。

しかし、後世まで引きずった誤った記載もある。ガレノス著『解剖の手順について』の中で、右腎について「全ての動物において、ときに肝臓の大葉に触れるほど高い位置にあり、脊椎の位置で腎動静脈とつながっている」と述べている。

このような誤解はアカゲザルの解剖経験から生まれたもので、アカゲザルではヒトと異なり、確かに右腎が高い位置にある。

第二節　中世からルネサンスへ

中世最大の医師といわれたアビセンナ（九八〇―一〇三七年）はペルシャのブハラ生まれで、精力的かつ博学で、人生を謳歌した。彼の著書『医学典範』は当時の医学の規範であり、ガレノスの教えを超えていた。しかし、ガレノスと同様、右腎優位で左より高く、肝臓、左腎、脾臓とつながっており、それらの分泌物を排泄している、と教えていた。
なお、アビセンナとは映画『千年医師物語』に登場する医聖イブン・シーナのことである。

一五世紀に入り、ルネサンスの時代になると、多くの芸術家たちが、人体の筋肉、関節、骨格、姿勢などに興味を持ち、人体解剖を行うことの必要性を唱えた。これらの中にはミケランジェロ、デューラー、ダ・ビンチなどがおり、彼らは人体の表面だけでなく、内部構造を観察することを試みた。

ダ・ビンチの解剖学図譜は一時消失していたが、一七六〇年に英国のウインザー城に保存されていたのが再発見された。それは詳細で精確、そして過去の権威者であったガレノスやモンディーノ・デ・ルッツィ（注、一二七〇頃―一三二六年、イタリアの解剖学者、ヴェサリウスの解剖学書が現れるまでは第一人者であった）のそれを越す、同時代の解剖の先駆けとなるものであった。しかし、ダ・ビンチの図譜は未完成であったため、解剖学に影響を与えることが少なかったようである。

ジョアン・ヴィーゴ（一四五〇―一五二五年）はジェノワ出身でユリウス二世法王の外科医で、解剖学の発展に大いに貢献した。一五〇三年尿路について記載した著書には以下の文章が認められる。

「腎臓は肝臓の近くにあり、脊柱の両側に位置する。そして右腎は左より高い位置にあり、それぞれは膜で保護されている。それは腎筋膜と呼ばれる脊椎の中央から発生する線維および靭帯から成り、硬く固定されているため尿に侵されることはない。その静脈は下大静脈と呼ばれるものから分かれ、尿が流れ膀胱にまで達する管である尿管と交わっている」。

一六世紀にかけてのイタリアの医学会では北イタリアの地にきら星の如く巨星が誕生し、ファロッピオ、エウスタキウス、ヴェサリウス、ファブリキウスなど、優れた先学が輩出していた。パドヴァ大学解剖学教室ではヴェサリウス、ファロッピオ、ファブリキウスそしてハーベイと四代にわたる師弟関係であった。

アンドレアス・ヴェサリウス（一五一四―一五六四年）はブリュッセル生まれで、パリでヤコブス・シルヴィウス（一四七八―一五五五年）に師事し医学を学んだ。一五三七年にはバーゼルで医師として働き、その後パドヴァ、ボローニャ、ピサ大学などで教授となり、有名な解剖学書である『ファブリカ』を刊行した。彼は種々の器官を詳細に検討した最初の人物であった。また、それぞれの器官の関係を明らかにして、彼が今まで習った解剖が間違っていたことを指摘した。

しかし、カルカー（注、ヴェサリウスの知られざる協力者）による一五四三年版の版画には左腎は右より低く、従来の誤りを踏襲していた。ヴェサリウスは「腎において漿液性の血液が膜を通して作られ、腎の何らかの物質の作用によりその枝に入り、その物質の直管の助けにより流出する。そして血液は漿液性の体液の作用で自由になる。その後血液は集められ、大静脈に送られる」と述べた。

ヴェサリウスと同時代の学者は、伝統を重んじ古の教えをそのまま信じていたため、ヴェサリウスの仕事を拒絶し強い口調で非難した。特に非難の代表者は、残念なことに〈シルヴィウス〉であった。シルヴィウスはパレ（注、第三部第一章を参照）やヴェサリウスを教えた人物で、フランス大学解剖学の教授であり、中脳水道の発見者でもあったが、古い教え子を非難していた。

ただしファロッピオはヴェサリウスを非常に尊敬し、褒めたたえていた。

ガブリエレ・ファロッピオ（一五二三―一五六二年）は、一五四九年にピサ大学解剖学教授、続いてパドヴァ大学解剖学教授となった。卵巣と子宮をつなぐファロピウス管、すなわち卵管の発見者であり、膣や胎盤などの術語の命名者でもあった。彼は色素を血管に注入する方法を開発し、そして改良した。さらに腎の細管は皮質から腎盂に向っていることを示した。

第二章　腎臓学の開花期

第一節　学聖マルピーギ

マルチェロ・マルピーギ（一六二八―一六九四年）はボローニャ近郷で生まれた。高等学校を最優秀で卒業した後、ボローニャ大学に入学した。

マルピーギの学問的経歴に対して、将来彼の義兄となるマッサリオが多大なる影響を与えた。マッサリオは『コロ・アナトミコ』と称する小さな解剖学研究会を創設し、ヒトや家畜動物を解剖するための簡易な部屋を自宅に作り、そこで研究会の会合を開いた。アリストテレスやヒポクラテス、ガレノスの著書を翻訳して彼らの学説をよみがえらせ、厳しく先入観のない目で研究していた。

当時、学生が一方的に教義をたたき込まれるか、自ら学ぶための手がかりを与えられるかは、指導教官に左右された。ボローニャ大学の教授であったオビディオ・モンタルバーニは頑固な保守的教官の例で、すべての学位授与候補者に対して、古代の学説に異を唱えたり破壊したりする者を決して許さなかった。

マルピーギはモンタルバーニのような教官には好かれず、より心の広いリベラルな先生に評判がよかった。大学生活の四年間は目立たなかったが、屈折することなく熱心に勉学に取り組んだようであった。

マルピーギは卒業後、しばらくしてから三年間ピサで過ごした。そこで、物理学者でかつ生理学者でもあったジョバンニ・アルフォンソ・ボレリ（一六〇八―一六七九年）と知り合った。ボレリの物理学の才能はマルピーギの医学的、生物学的関心を補う形で、二人は共同で自然現象を探求した（図一）。

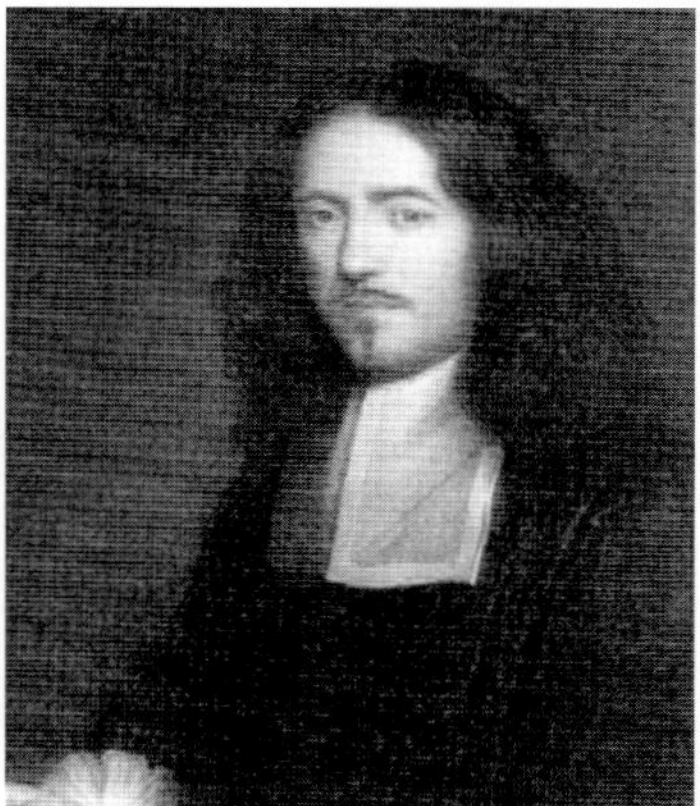

図一　マルピーギ肖像

一六六〇年九月初旬にマルピーギは肺の生理学的特徴および解剖学的構造を完全に明らかにするための研究の第一歩として、ヒツジ（注、カエルともいわれている）の肺動脈に黒インク液を注入し、肺静脈の色が赤色から黒色に変化する瞬間を捉えて、静脈と動脈の支脈を追跡した。

マルピーギの毛細血管系の発見は、血液が閉鎖した回路内を循環していることを初めて示したことから、ハーベイの血液循環説を補い、それと同等に意義のあるものと位置付けられる。

ウィリアム・ハーベイ（一五七八―一六五七年）は英国の生理学者である。ケンブリッジ大学で学び、その後イタリアのパドヴァ大学で医学を学んだ。ハーベイは医学に生理学を導入し、特に心臓と血管を研究した。

解剖の結果、心臓には二つの心房と二つの心室が存在し、その間に弁があり、血液は一方通行に流れることを発見した。パドヴァ大学の師であるファブリキウスが静脈弁を発見していたこともあり、血液は心臓に流れ込むことを示した。さらに、動脈を縛ると心臓が膨らむことから、血液が一方通行に流れていると考え、そのことから血液は体内で循環しているという説を唱えた。これはガレノスの理論に対立するものであったが、晩年には血液循環説は認められるようになった。

ただし、動脈の末梢における静脈との結合については、ハーベイの死後、マルピーギによる顕微鏡を用いた毛細血管網の発見まで待たなければならなかったという歴史的事実があった。

一六六六年、マルピーギは『腎の構造に関する解剖学的研究』を著した。当時の光学顕微鏡による観察で、腎皮質の存在を明らかにし、血液から尿を生成する腺構造の単位について探究した。彼が腺と表現した構造物は、彼の名前をとって「マルピーギ小体」と名付けられた。マルピーギは一六六〇年に肺の毛細血管を初めて発見しているが、皮肉なことに、彼が初めて記載した腎臓の腺が同様の血管でできていることまでは確認していない。

三五年を費やしてマルピーギの業績を著書にまとめたアデルマン教授だけでなく、他の歴史家たちも、「マルピーギの若い頃の研究が恋愛によって妨げられたことはなかった」と述べている。

しかし、マルピーギは一六六七年に何の前触れもなく突然結婚した。花嫁はフランチェスカ・マッサリオといい、彼を「コロ・アナトミコ（解剖学研究会のこと）」に誘った男性の妹で、そのとき既に五八歳、つまりマルピーギより一九歳年上であった。マルピーギは自分の留守中に、フランチェスカが自分の妹の面倒を見てくれたことがあり、そのことでフランチェスカに恩義を感じていたことは間違いない。

時が流れてボローニャでの生活も長くなり、マルピーギは地元の名士となった。英国王立協会と交流するようになり、王立協会から称号を授与され、その他の栄誉も与えられた。彼は新しく教皇となったインノケンティウス一二世の侍医に任ぜられ、この新しい栄誉は大学における反対派の者たちを押さえ込むのに役立ったようである。

マルピーギは一六九四年脳卒中で死亡した。没後四七年目に当たる年にボローニャで公開解剖講座が開かれた。その席で、マルピーギの考え方に批判的であったある講演者は聴衆から敵意を感じた。釈明する必要があると感じた彼は、解剖学教室にあったマルピーギの銅像に向ってお辞儀をし、ささいなことながら偉大な故人を批判したことを謝罪した。

第二節　ベリーニ以降

ロレンツォ・ベリーニ（一六四三―一七〇四年）はフローレンス生まれである。彼は医学機械学の開拓信奉者で、医学機械学とは血液循環などを数学的、生理学的な原理で解明する学問であった。

ベリーニはピサ大学でボレリの影響の下、哲学、数学そして医学を学んだ。聡明な学生であったベリーニは二〇歳で理論医学の教授になり、五年後には解剖学の主任教授に任命された。歴史家のホールによると、ボレリ、ベリーニ、その他の医学機械学の信者にとって、ヒトは機械であるという考えであった。

早熟で野心家であったベリーニは一九歳の時に最初の腎の解剖と生理学の著書を執筆した。一五〇〇年にもわたり西洋医学の教本であった腎の構造と機能についてのガレノスの教義を彼は否定した。そして拡大鏡を用いて、「腎は硬く線維性の管から成り、むしろ中空の管で乳頭から皮質へと拡がっている」と結論付けた。それは一六六二年に発表された彼の名前をもつ乳頭管、すなわち「ベリーニ管」のことである。

彼の著書、腎の構造および機能に関する『解剖学演習』の中で、腎臓は実質臓器ではなく、その内部は細い中空の管（ベリーニ管）から成り、腎盂に注いでいることを示した。

また結論として、腎臓では血漿が分離されてその残りが静脈に入り、この尿成分は専ら腎臓の血管の三次元構造によって完了することを示唆した。ベリーニは医学機械学の教義を反映した尿分泌の生理学的説を提唱した。このベリーニの説は腎の小さな動脈が腎実質の腔の中で血液を分離するという糸球体濾過に近いものであった。しかし、観察できる限界であったため、糸球体の存在を見逃していたと推測されている。

オランダの植物学者、解剖学者であるフレデリック・ルイシュ（一六三八―一七三一年）は、マルピーギ小体から尿が作られるというマルピーギの考えに反対で、腎は管のみからなっており腺ではないと主張した。

パリのエスペラー・ベルタン（一七一二―一七八一年）は一七一四年に彼の名前の付いた「ベルタン柱」について記載したという業績があったが、一七四四年にマルピーギ小体は尿細管の盲端の何物でもないと述べた。

アントニー・フェラインン（一六九三―一七六九年）は尿細管を調べ、髄質から皮質へと拡がる「フェラインの錐体」について記載した。しかし、彼も一七四九年にマルピーギ小体の存在を否定しようとしていた。

一方、一七八二年ロシアの科学者であるアレクサンダー・シュムランスキー（一七四八―一七九五年）は腎臓の中に小さな毛毬のような構造物が百万もあり、ネフロンの一部を構成していることを見いだし、「糸球体」と名付けた。そして糸球体と尿細管は連結しているのではないかと推測した。

その後五九年経過してからボーマンにより、シュムランスキーの推論が正しいことが証明された。

第三章　腎臓学の成熟期

前述の予備的な発見から約二世紀を経て、一八四二年、英国の外科医、組織学者かつ解剖学者であるサー・ウィリアム・ボーマン（一八一六―一八九二年）が「マルピーギ小体」の周囲に嚢が存在し、これが尿細管に連結していることを記述した。

彼は一八四二年にロンドン王立協会に提出した画期的な論文『腎のマルピーギ小体の構造と用途について、この腺の循環に関する観察』の中で、「マルピーギ小体は小さな血管から成る丸い塊で、嚢または鞘に包まれ、その基底膜は尿細管のそれと似ていた。尿細管と毛細血管叢は、おそらく尿特有の性質の原因となっている尿成分の分泌に関係する組織であることから、マルピーギ小体は血液から水分を分離するための構造ではないか」と述べた。すなわち「ボーマン嚢」の記載である。ボーマンは糸球体と尿細管は連結しているという発見だけでなく、基底膜の存在やその他の重要な所見を示し、大いなる名声を博した。

ボーマンが研究成果を発表した同年の一八四二年マールブルク大学の若き生理学者であったドイツの天才、カール・ルードヴィヒ（一八一六―一八九五年）が学位取得のための論文を発表した。

彼の論文は『尿の分泌を促す物理的力について』というタイトルの、二四ページにわたるラテン語で書かれた科学論文であった。彼は自身の実験的観察結果と当時入手できた文献に基づき、糸球体が濾過膜として機能し、血液と同じ濃度で含有する血液限外濾過液が生成されるという仮説を提起した。

彼はこれに続き、濾過液の量は腎動脈の血圧の変化に影響されること、また濾過液は尿細管を通過する際に再吸収や分泌を受けるため、血中と比べた尿中の各物質の最終的な濃度が変化することを説明した。

フリードリヒ・グスタフ・ヤーコプ・ヘンレ（一八〇九—一八八五年）の名前は、腎のいわゆるヘンレ・ループの特別な構造と関係している。

彼は南ドイツの小さな町フュルトの商人の息子として生まれた。ボン大学とハイデルベルク大学で学び、初期から基礎医学に興味を持ち、ヒトの器官、組織、その生理的機能について深い関心をもった。

一八三三年、ベルリンのフリードリヒ・ウィルヘルム大学のミュラー解剖生理学教授に師事し研究を続けた。一八四〇年チューリッヒ大学の解剖生理学の教授となり、一八四一年には最初の組織学の論文を発表した。翌年ハイデルベルク大学でも教鞭をとり、ゲッティンゲン大学では主任教授となり、そこで、七六歳まで研究を続けた。

彼の人となりについては種々あり、義息は科学や日常生活について感情的な面を強調していたが、ゲッティンゲンの友人たちは冷静な知性の持ち主とたたえていた。

加えて彼は器官や体の機能に広い視野を持ち、顕微鏡を通して多くの発見をした。彼は恩師であるミュラー教授の影響を受けたことは事実であった。常々ミュラーは、「生理学者には確立された事実と哲学的思考を組み合わせることが必要」と述べており、これが科学に対するヘンレの原点となった。

一八六二年にヘンレにより初めて記述された「ヘンレ・ループ」は、『腎臓の解剖学』の論文の中で極めて精確に示された。この論文には、細い下行脚、太い上行脚に加え、その移行部を示す見事な手書きの図が添えられている。しかし、尿濃縮メカニズムにおけるこの構造の重要性が認識されるようになるまでには約一世紀を要した。それまでは長年にわたり、ヘンレ・ループは機能的に意義がなく、単なる器官形成過程で発生したものにすぎないと考えられていた。

ヘンレの発見が何年も葬り去られていたのは、腎臓の基本単位であるネフロンの構造や機能に関する知識がなかったこと、さらに腎機能に関する実験や血漿成分・尿成分の分析に必要な技術がなかったためであった。

時を経て一九四二年、物理化学者のベルナー・クーン（一八九九―一九六三年）がヘンレ・ループは哺乳類の腎臓で尿を濃縮する天然のヘアピン構造の対向流増幅系かもしれないと主張した。

一九五一年には、彼らはその主張が正しくヘンレ・ループが尿濃縮過程における「対向流増幅系」

の最も重要な部分であることを実験で示した。この新理論は時間を経て受け入れられ、一九五八年にカール・ゴットシャルクらがクーンの理論の正しさを証明する実験結果を発表した。

ゴットシャルクは蓄積された知識のエビデンスをまとめ、一九六二年に発表した。これは尿細管が最初に記述されてから三世紀後、ヘンレ・ループが記述されてから一世紀後のことであった。

第四章　腎泌尿器疾患の歴史的変遷

第一節　腎疾患の開拓者たち

腎臓の尿細管や糸球体の初期の発見にもかかわらず、それらの構造、機能、そして腎の病態、疾病に関しては、一八世紀まで待たなければならなかった。一七六四年、ヨーロッパの北と南のはずれの二人の医師により急性糸球体腎炎とネフローゼ症候群が発表された。スウェーデンのニルス・ロセン・フォン・ロセンステン（一七〇六―一七七三年）は近代小児科学の基礎を作った人物であった。『小児の疾病とその治療法』を刊行し急性糸球体腎炎を記載し、八カ国に翻訳された。

一方、ナポリのドメニコ・コツーノ（一七三六―一八二二年）は、モルガーニの弟子であった。ある二八歳の兵士について「彼は全身浮腫に悩まされており、尿一リットルを火に曝すと半分は蒸発するが、卵のアルブミンの塊が残る」と述べた。これは浮腫と蛋白尿が合併するという、最初の報告であった。

決定的な究明は一九世紀に入ってからのボーマンやブライトなどの先駆者の研究であった。リチャード・ブライト（一七八九—一八五八年）はエディンバラ大学を経て、ロンドンのガイ病院で腎臓病の原因と症例に関する研究を行った。そこで蛋白尿と浮腫の臨床像をマルピーギ小体の変化と関連づける結果を剖検所見より得たのである。

そのことから両側性汎発性腎臓疾患を「ブライト病」と呼ぶようになった。ブライトの冠名は現在消えかかっているが、一五〇年前のブライトの偉業を超える腎臓病専門医は今でも輩出していないといわれている。

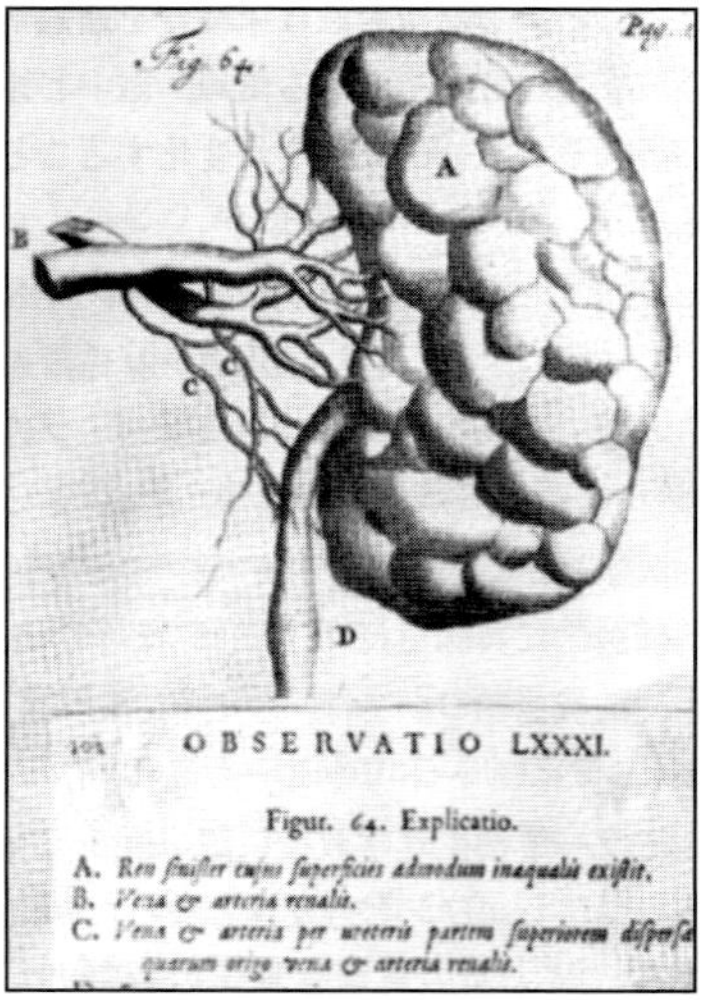

図二　多発性嚢胞腎

尿路疾患を理解するには、正常解剖と生理の理解が必要である。一七一四年バチカンの図書館に埋もれていた偉大なる解剖学者バルトロメオ・エウスタキウス（一五二〇—一五七四年）の解剖図譜が再発見された。この図譜は、一六六二年にベリーニが尿細管を描く一世紀前、一五六四年にエウスタキウスが描いた原図であった。エウスタキウスはヒト腎解剖学の変異や奇形について注意を払い、当著書には分葉腎や骨盤腎が示されている。

エウスタキウスは副腎の発見者であり、右腎は左腎より低いことを確定した。

前出のルイシュは一六九一年に解剖の教科書を上梓したが、その教本の中に多発性嚢胞腎の図譜が示されていた（図二）。その解剖図は実像のごとくで、一つ一つの嚢胞が描かれ、さらに腎動静脈や尿管も精確に描写されていた。

第二節　泌尿器病理学の先駆者モルガーニ

ジョバニ・バッティスタ・モルガーニ（一六八二―一七七一年）はイタリアのフォルリ生まれで、一五歳のときボローニャ大学で医学を学び始めた。当時のボローニャは流行を追う軽佻浮薄な町であったが、一面では医学研究に優れた学究都市でもあった。

モルガーニはボローニャ大学で、マルピーギの弟子でありバルサルバ試験でその名を知ることができる著名な解剖学教授アントニオ・マリア・バルサルバ（一六六六―一七二三年）に師事し、多大な影響を受けた。モルガーニは大学卒業時にバルサルバから要請を受け、バルサルバがバドヴァ大学に赴いている間、彼に代わって教鞭を執ることになった。

一七〇六年には解剖学の成書として、また極めて貴重な教科書として広く解剖学者の間で知られている『解剖学便覧』や、八〇歳の時に出版した近代病理解剖学の先駆けとなった『解剖により研究された病気の局在とその原因』を出版した。

一七一一年、彼はパドヴァ大学から招聘され、一七一五年には解剖学の教授に昇進した。過去この職にあったのは、ヴェサリウス、ファロッピオ、ファブリキウスのほか、またオランダの植物学者で解剖学者でもあるアドリアヌス・スペゲリウスなどそうそうたる顔ぶれであった。

モルガーニはロンドン、パリ、ベルリンなどから名誉ある称号を授与された。前出のルイシュのほか、ヘルマン・ブールハーフェ（注、オランダの植物学者で医師。尿から尿素を分離したという業績がある）、アルブレヒト・フォン・ハラー（注、スイスの解剖学者、生理学者で筋肉や神経についての生理学的な研究を行っている）、ヨハン・フリードリヒ・メッケル（注、ベルリンの解剖学者、メッケル憩室の命名者は同名の孫の方である）など、他国の著名な医学者らの知遇を得ることで、欧州全域でその名を知られるようになった。

二〇〇年ぐらい前、ガリレオは教会から束縛や糾弾を受けたが、モルカーニの場合はそのようなことはなく、逆に親子関係認知訴訟、勃起不全症、助産術などの問題について教会から助言を求められることが多かった。彼は根気を要する解剖作業や丁寧な講義、相談、医学者仲間との交流に、生活時間のほとんどを費やした。

モルガーニは症例報告の形で疾患の臨床病理的評価を創始し、症例報告には当時の医学知識をまとめた注釈を付けている。以下に、われわれになじみ深い今日のありふれた泌尿器疾患をいくつか選び、彼の著した症例報告を紹介する。

尿酸結石―痛風は一八世紀の医師がしばしば遭遇する疾患であったが、この疾患について理解している医師はモルガーニを含めてもわずかであった。

症例は五〇歳の司祭で、関節痛と腎性疼痛が生じた。排尿時に粘液性の不透明物が排出され、その後、突然死亡した。死後、腎臓を調べると、黒や白の小さな石が少数発見された。指の関節を開くと、腱膜に歯石様の物質が沈着していた。モルガーニは、この石が原因でその関節に痛みが起こり、さらに腎臓の痛みも加わったと結論付けた。

腎嚢胞―低身長で極端に痩せた田舎の高齢女性が、呼吸困難により死亡した。腹部臓器を調べたところ、凹凸不平の腎臓表面に交通性の突起物が多数認められた。モルガーニは変形した腎を観察し、嚢胞内に貯留した漿液が原因であると結論付けた。

モルガーニは他にも、妊娠期の水腎症に伴う腎性疼痛や、潜行性に徐々に増大する巨大腎結石すなわち珊瑚状結石について記し、結石による尿路閉塞がある患者では呼気に尿臭を認めることなどを述べている。腎・尿路結石を生じやすい患者には食事療法、運動療法、大量飲水などのほか、利尿作用があるスミレから調整したシロップの少量摂取を奨励した。

モルガーニは、精巣水瘤、精液瘤や精索静脈瘤についても記述し、それらと男性不妊との関連性を述べた。また、精巣上体頭部近くの精巣白膜に付着した小さな采状物について記している。このモルガーニの記述にちなんで、この采状物、すなわち精巣垂は「モルガーニ小胞」と呼ばれている。

すでに絶版となっている『泌尿器科臨牀の為に』（落合京一郎著）によると、精巣、精巣上体にはそれぞれウォルフ管由来の付属体があり、精巣垂はモルガーニ水様体と呼び、精巣上体垂はパラディディミスあるいはジラード体と呼ばれるという。両者とも有茎性であるため、軸捻転を起こすことがあるとの記載がある（図三）。

モルガーニは新しい方法を提唱したわけではなく、医学における素晴らしい発見も多くはない。しかしながら、関わった全ての領域において、それまでの知識をさらに深め、その水準を新たな高みへと引き上げたのである。

彼は解剖学的部位ごとに疾患を初めて十分合理的かつ詳細に記述することで、ガレノス医学の「四体液説」（注、医聖ヒポクラテスの項を参照）に基づく医学の因習を打ち破った。解剖こそが疾患の真の性質を明らかにし、それによって既存の概念を破壊できると確信していた。

第三節　腎周囲の解剖

ここで、腎筋膜について歴史上の問題点を述べてみたい。

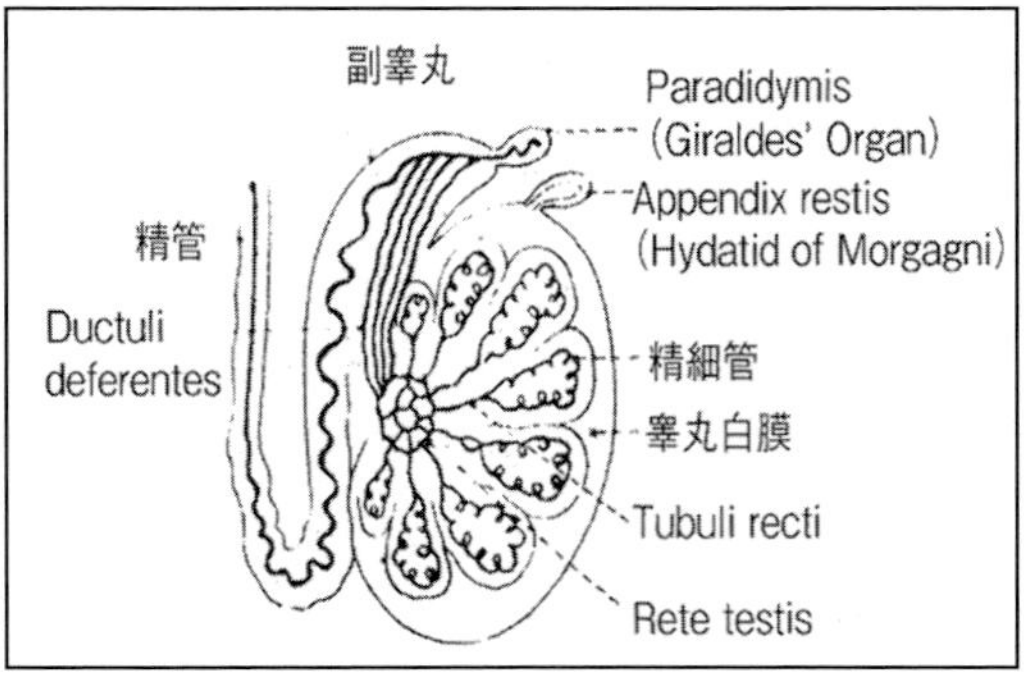

図三　モルガーニ小胞

腎周囲の筋膜はジェロタ筋膜という名が前後両葉に用いられているが、ツッケルカンドルという名前も認められる。一八八三年エミール・ツッケルカンドル（一八四九―一九一〇年）は『腎の支持構造』と題する論文にて、後腹膜腔や腎筋膜の構造の詳細を図示し、種々の筋構造が整然と並んでいることを提示した。

ただし、ツッケルカンドルは腎被膜後葉を精確に記載したが、前葉については明らかな記載がない。彼は右腎周囲の膜系に関する議論において、前葉は腹膜の側後葉であるとの立場であった。

一方、一八九五年ドミトリ・ジェロタ（一八六七―一九三九年）は腎の支持組織として前葉が存在し、腎は筋膜で覆われていることを証明した。ツッケルカンドルが「右腎の前葉は欠けている」と述べたのに対し、「解剖学的に筋膜は存在している」とジェロタは結論付けた。

現在、多くの泌尿器科学の教科書では腎筋膜をジェロタ筋膜と称しているが、もし歴史上の真実を考慮すれば、冠名を使うより腎筋膜と一般名で呼ぶことが好ましいと考える。

第五章　腎腫瘍の歴史的変遷

第一節　腎腫瘍についての記載

一六一六年ダニエル・ゼンネルト（一五七二―一六三七年）により出版された教科書の中で、腎臓から発生したと思われる腫瘍としての『腎硬化腫瘍』という題名の項目が見られる。この中で彼は「時に、腎の中に硬く大きく腫れてくるものがある。それは炎症に対する不完全な治療後に起こり、硬いしこりが残る。さらに、腎の硬い腫瘤により悪液質や浮腫に陥り、ほぼ治療不可能である」と述べている。一方、ピエール・フランシス・レイヤーは、一八四一年に収載した腎腫瘍についての論文の中で「ゼンネルトの症例は悪性腫瘍というより慢性の炎症ではないか」との見解を示した。

レイヤーがまとめた症例の中で、一八一〇年、ミリルにより報告された症例が腎癌の第一号であると思われる。三五歳の女性で、解剖の結果、骨盤から横隔膜脚部にまで達する二九四八グラムの右腎腫瘍であった。

第二節　グラヴィッツ、ウィルムスなど

腎癌の病理発生機序は、近代泌尿器病理学関係者の最も魅了する話題である。そのきっかけとなったのはグラヴィッツの副腎迷芽説であった。

パウル・アルベルト・グラヴィッツ（一八五〇―一九三二年）は北プロシアで生まれた。一八六九年にはハレで医学を学び、ベルリンに留学し、一五年間ルドルフ・ウィルヒョウの下で研鑽に励んでいた。一八八四年にニューヨークのベレビュー病院病理学教授として招聘されたが、グライスバルト大学のグロー教授が病気になったため、そこに地位を得て三五年間職務を全うした。彼はぶっきらぼうで、皮肉屋であった。決してドイツ病理学会には出席せず、友人もいなかったが、学生には親切で尊敬されていた。

一八八二年三二歳のとき、ベルリン大学病理学教室に在籍中、腎臓の大きな黄白色の腫瘍は副腎の迷芽から発生するのではないかとの説を提唱した。その理由として、

第一はこれらの腫瘍が腎臓の被膜直下にあり、それは副腎と接していること。

第二は両者とも脂肪を含む細胞から成っていることを挙げ、尿細管由来という説に真っ向から反対した。

第三は周囲の筋膜、すなわち腎筋膜は両者を包んでいること。第四はこれらの腫瘍の血管はアミロイド変性を起こし、この所見は副腎に独特であることなどから、副腎由来の説が浮上したのである（注、一一頁絵図参照）。

かくして、グラヴィッツは一八八三年の論文で、「これは四から五センチの小腫瘍が多く、被膜の近くに発生するもので、副腎の迷芽である」と述べた。彼はこの腫瘍は悪性ではないが真の脂肪腫と区別し、尿細管由来を否定した。

グラヴィッツはベルリン病理研究所のウィルヒョウの下で助手として研究していたことに加え、職業的に高い地位や名声が組み合わさって、最もらしい彼の説は医学会に直ちに信頼され広く受け入れられた。グラヴィッツが「副腎腫瘍仮説」を発表した時代の解剖病理学は、医学の特殊な部門であり創生期であった。しかし、彼はその五年後には多くの信頼を失うこととなったのである。それはドイツ帝国皇帝の皇太子の致死的悪性腫瘍（注、喉頭がんといわれていた）をウィルヒョウが誤診したことが原因であった。

そのような背景が加わり、彼の学問上の仲間は、彼の主張の価値について疑問視していた。しかし、この腫瘍は腎細胞由来であるという確固たる証拠が得られないまま、ハイパーネフローマとかグラヴィッツ腫瘍といった言葉が近年に至るまで常用されていた。

この疑問に答えるには、当時の光学顕微鏡の解像度は限界であった。二〇世紀半ば、電子顕微鏡による超微形態の観察が可能となり、この問題解決の糸口となった。一九六〇年オーベリングらは淡明細胞癌には近位尿細管に類似した構造が含まれていることを報告した。

その後一九六九年、筆者らは淡明細胞癌のみでなく、顆粒細胞癌にも刷子縁様構造や細胞質小器官など近位尿細管類似の所見が認められることを示した。さらに一九七二年、ヨコヤマは電顕的組織細胞化学の手技を用いて、腎細胞癌の膜構造が近位尿細管のそれと同様であることを証明した。これらの成果により、腎細胞癌は近位尿細管由来であることが決定的となった。以後腫瘍名は、腎細胞癌（RCC）で統一された。

腎腫瘍の中でも小児の腫瘍は特殊であるが、一九世紀前半にはすでに報告がみられており、一八五六年にはバン・デル・ビジルの報告が続いた。

今から一〇〇年以上前、マックス・ウィルムス（一八六七―一九一八年）はドイツ、アーヘン近くで生まれた。彼は父や兄に従って弁護士になるつもりであったが、最初の学期から医学に興味を持ち方向転換した。当時の風習として、彼は種々の大学、ミュンヘン大学、マールブルク大学、ボン大学、ベルリン大学で学んだ。

一八九七年からはライプチヒ大学のフリードリッヒ・トレンデレンブルグ教授の下で外科の研修を行い、最終的に一九〇八年には外科の教授となった。

一八九一年、ウィルムスはギーセン大学の解剖病理学教室で四年間の研修を行い、そこで小児の腹部腫瘤、腎芽腫などについての研究を始めた。この研究は八年後の一八九九年に、彼の有名な刊行本『腎の混合悪性腫瘍』に載せられた。

それは九〇ページにわたる図譜で、彼は主な内容について、「腎の混合悪性腫瘍は胎児の発育に似ており、それらの組織は肉眼的にも未分化の生殖細胞から発育している。識別できることは、最終段階に至るまでのあらゆる発育過程を示している。横紋筋組織、原始間葉、線維弾性組織、脂肪組織、軟骨組織、平滑筋組織、腎の腺組織なども含まれ、それらは全て中胚葉の細胞から発育したものである」と述べている。

この所見は、一〇〇年以上経過した現在でも変わっていない。ウィルムスは、のちにウィルムス腫瘍で知られるようになる人物であった。

第六章　腎泌尿器疾患の手術史

第一節　近世までの手術史

一九三三年に『腎手術の歴史』を執筆したシャルル・マッテによれば、腎の手術はヒポクラテス学派により腎結核や非結核性腎膿瘍の排膿から始まり、一一世紀の初めダマスカスのセラピオンは、古代から行われていた回腸の高さで背中から切開し、上部尿路の結石を取り除く方法を推奨したという。

一五世紀になると西欧諸国でも結石の手術が開始された。腎の中にある結石を摘出することも行われ、それはフランスのバニョーレの射手の物語として残されている。「あるバニョーレの射手は罪を犯し死罪を宣告されていたが、同時に腎結石で苦しんでいた。それを知ったパリの医師たちは、射手の腎臓を切り開いて結石を取り除き、その手術を成功させたい。手術が成功した暁には射手の罪を免除してくれるよう、王様や裁判官に懇願した。そして手術は成功し、射手は健康で長生きしたという」。残念なことに手術記録は残されていなかったので、単なる民間伝承であったのかもしれない。

信憑性のある腎臓の最初の手術は、ミラノのジェローム・カルダン（一五〇一――一五七六年）によるもので、一八個の結石を含んだ腰部膿瘍を切開したという記録である。

一七七五年プルデント・ヘビンは、「腎切石術は非常に危険な手術であるため、腰部に膿瘍があるときのみに限る」ことを王立外科学会に発表した。そして、「手術は合法的ではないので、正直で信仰心の厚い限られた外科医が行うべきである」と述べた。彼の発言は重く、腎手術の進歩を妨げたが、時はいまだ熟していなかった。

一八七二年、ボストン市民病院の外科医であったウィリアム・インガルスは、ミセスジーに腰部斜切開で大結石を取り除く手術を行ったが、彼はその事実を一八八二年まで発表しなかった。そのため、最初に腎切石術を一般化したという栄誉に浴することができなかったが、米国で最初に行われたのは事実である。

第二節　腎摘除術の開拓者シモン

シモンが計画的腎摘除術を施行した以前にも、偶発的腎摘除術を行った例が数件報告されている。ミルウォーキー出身の米国人外科医で、ウィスコンシン州において一般外科医として診療していたエラスタス・ウォルコット（一八〇四―一八八〇年）は、一八六一年に嚢胞性肝腫瘍の切除を行った。術後に摘出標本を検査したところ、もともと、右腎下極に発生した腎腫瘍であることが判明した。この女性患者は術後一五日目に敗血症により死亡したためか、ウォルコットはこの手術結果を公表しなかった。しかし、彼の助手が自分の論文の中でこのことを報告し、多くの泌尿器科医を驚かせたのである。

グスタフ・シモンは一八二四年三月にドイツ・ダルムシュタットで、ヘッセン大公の会計係の息子として生まれた。彼はギーセン大学で学び、ハイデルベルク大学を一八四七年に卒業した。一八四九年のバーデンにおけるドイツ革命闘争の間は、ヘッセン大隊の軍医将校として、弾丸損傷治療の経験を積んだ。彼は軍医としてだけでなく、ダルムシュタットの施療市民病院でも勤務した。

一八五一年から翌年にかけて、シモンはパリに留学し、アントン・ランバル（一七九九―一八六七年）の指導の下、婦人科的瘻孔の知識を得た。これはのちに彼が卓越した外科医であるとの評判を得る切っ掛けとなった疾患であった。一八六七年に、母校であるハイデルベルク大学で故カール・ウェーバー教授（一八二七―一八六七年）の後継者となり、そこで彼は得意とする婦人外科や腎臓外科を究める機会を得た。

シモンのハイデルベルク大学での最初の数ヵ月の頃、工場労働者の妻である四六歳の女性が外来を訪れた。彼女は卵巣嚢腫の手術を受けていたこともあり、子宮卵巣摘出術の際、癒着が強く手術が困難であったという。そのため、左側の尿管、腹部、そして膣瘻となり、さらに腹壁ヘルニアになり、ときどき敗血症の前段階に悩まされた。シモンは三回皮膚の形成術と尿管と繋がっている部位の切除を行い、腹壁瘻孔の閉鎖を試みたが、全て失敗し、最終的には腎臓の摘出を考える時期となった。医学上の適応は正しいことが確認されたのち、シモンは手術日を一八六九年八月二日の昼と定めた。

ここで医学者としてのシモンについて述べると、彼は症例について精密な分析を行い、患者のＱＯＬについて、現在行われているような科学的議論を始めた人物である。

シモンは手術当日、ハイデルベルク大学の古い外科学教室の劇場仕立ての手術室において、講義の冒頭で聴衆に次のように呼びかけた。「諸君、これから、人体に対してかって行われたことのない手術、すなわち完全に機能している腎臓の摘出を行います。この手術は、左腎の摘出しか治療手段がないと思われる患者の、生命をおびやかす疾患の治療を目的としています。生命の維持に必須の臓器の一つを手術することは新しい試みであり、われわれは、今までに行われたことがなく、著しい危険を伴うと判断される手術を行うことに大きな責任を負っています」。彼はこう述べた後、手術を開始した。

患者は腹臥位とし、クロルホルムで麻酔し、計画通り背部縦切開にて後腹膜腔に入り、腎を剥離し、腎を用手的に脱転し、腎茎部を剥離した。一本の上極動脈、腎茎および尿管を絹糸で結紮し、加えて安全のため、二重結紮を行った。全手術時間は四〇分、出血量はわずか五〇ミリリットルであった。今日の気管内挿管、貯血可能の時代でも、この記録は特筆すべき業績である。

患者は術後二八日間ベッドで過ごし、六ヵ月後には創部から垂れ下がっていた縫合糸を難なく取り去ることができた。合併症もなく術後経過は順調で、約四ヶ月後に退院した。

なお、当手術に関して『ランセット』が直ちに記事を載せたので、ここに記す。「ハイデルベルク大学のシモン医師は、非常に興味深い外科手術を施行した。卵巣切除術を受けた女性患者において、腹部の瘢痕部から明らかな液体の滲出がみられた。自家移植術を含むさまざまな治療が次々と試みられたが、徒労に終わった。滲出液の性質を調べたところ、以前の手術で損傷した尿管から、尿が漏出していることが判明した。シモン医師は、患者の身体全体に悪影響を及ぼすことなく、腎臓の摘出が可能かどうかを調べるため、動物実験を重ねた。その結果、腎摘除術を施行することに決め、実際に実施して良好な結果が得られた」。

シモンは解剖学および生理学を基礎として、動物実験に基づき新しい手術手技を編み出し、それを実地に応用して優れた成績を収めることができることを示した。

最初の腎摘成功以降、必ずしも順風満帆ではなかったが、腎臓の手術は徐々に広まった。腎臓摘除術の適応がより精確に記述されるとともに、腎臓を温存しつつ手術を行う術式が、その後まもなく論文報告された。

一八七六年八月、シモンは胸部大動脈瘤のため五二歳で亡くなった。

ハイデルベルク大学での彼の後継者は、ビンセント・チェルニー（一八四二―一九一六年）であった。チェルニーはボヘミヤ出身の外科医で、ウィーン大学ではビルロートに師事し、一八七七年にシモンの後継者としてハイデルベルク大学の外科教授となった。

彼は泌尿器外科を積極的に取り入れ、一八八〇年には腎盂切石術、一八八七年には腎癌の腎部分切除術を行った。このようにシモンに続いてチェルニーは、泌尿器外科の数多くの重要な手術を達成した。

〈ここで一休み〉西洋音楽に疎い方でもモーツアルトやベートーヴェンの名前を知らない人はいないであろう。しかし、マラン・マレーの名前を聞いたことがあるという方は、相当にクラシック音楽の知識人である。

マレーは一六五六年フランス生まれで、ルイ一四世の宮廷音楽士であった。彼の代表作曲は何と「膀胱結石手術図」という作品で、彼自身の体験を基に作曲されたといわれている。曲自身は中期バロック音楽に属するため、節回しなどわれわれにはあまり興味を引くところはない。しかし、曲の内容として膀胱結石患者が恐怖におびえ手術台にあがり、手足を縛られおののきながら結石が摘出され、そして無事寝台に戻ってくる様子が表現されている。

往時の切石術の苦労がしのばれる。それ故、この曲は泌尿器科医であれば一度は必見必聴の音楽である。以降、手術術式を題材とした音楽は存在したであろうか。

第二部　膀胱疾患と尿路変向術

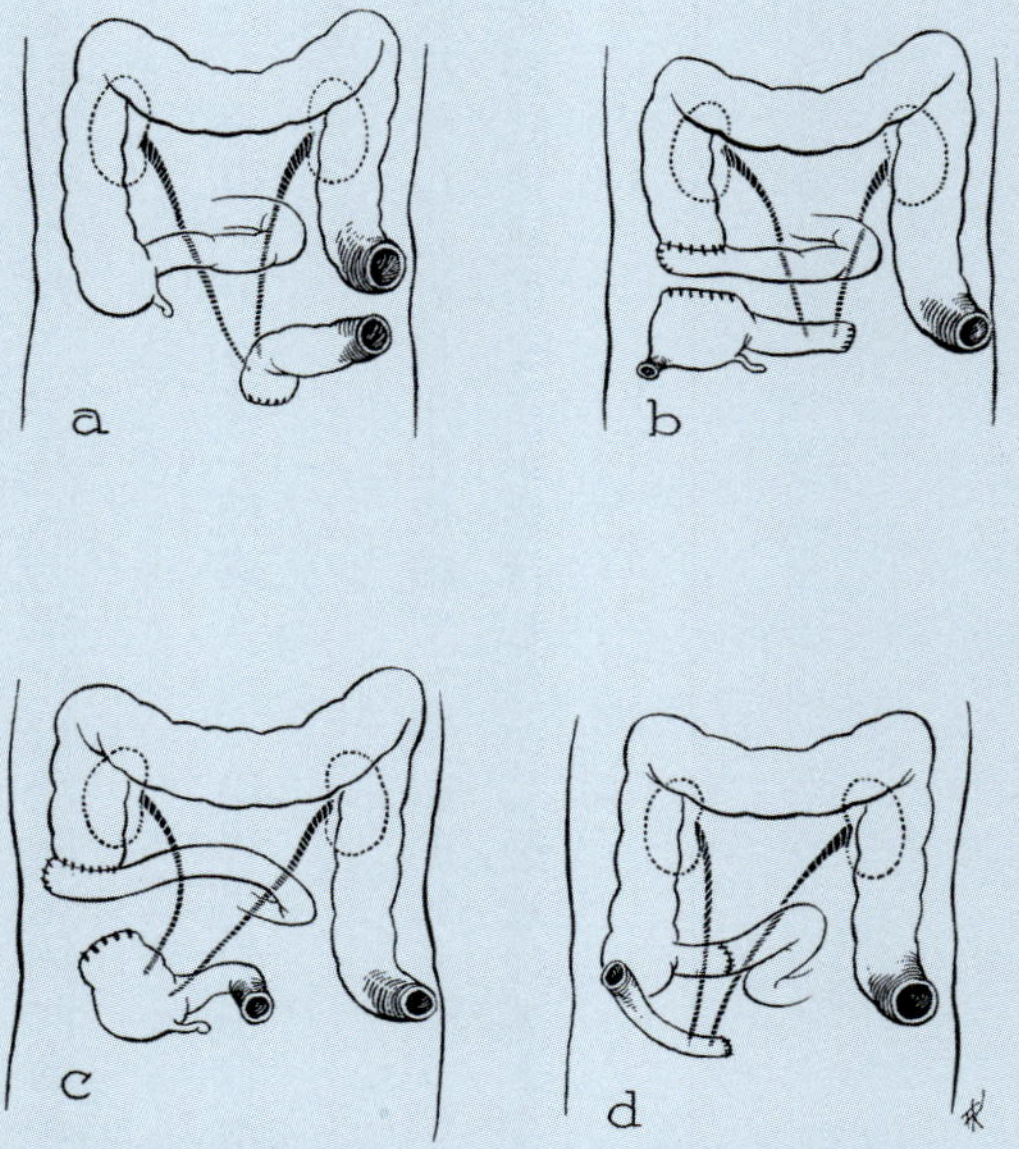

aからdの回腸導管に至るまでのブリッカーの手術法

要約　第二部では膀胱について、古代から二〇世紀にかけての医史学上の視点から総括した。膀胱腫瘍は初期には腫瘍切除、膀胱部分切除などが施行され、一八八七年には膀胱全摘除術が実施された。

しかし、これには尿路変向術が必要であったため種々の方法が模索され、尿管腸管吻合術、尿管皮膚瘻術など多くの尿路変向術が工夫され考案された。

一九五〇年ブリッカーにより始められた回腸導管は良好な手術成績で、飛躍的に予後が改善した。一方、尿禁制型の尿路変向術をめざして新膀胱再建術などが盛行したが、最近のストーマ管理の熟成、ストーマ器具の進歩などを勘案することにより、回腸導管が再脚光を浴びてきた。

第一章　膀胱に関する先学の足跡

第一節　医聖ヒポクラテス

膀胱といえば、そこに存在する膀胱結石は人類の生命を脅かす致命的な疾病と見なされ、古代より人々の苦痛の原因となる臓器であった。

医聖とあがめられたヒポクラテス（紀元前四六〇年頃―三七〇年頃）は医学の歴史の中で、二〇〇〇年以上にわたって最もよく知られている人物の一人であり、西洋医学の始祖と考えられている。ヒポクラテスの伝記に関してはほとんど残っておらず、また肖像も存在していないが、著書といわれるものは現存している。

ヒポクラテスの理論は、人体の構造に関するそれまでの知識に、四体液すなわち「血液、胆汁、水、そして粘液」の考え方を取り入れたものであった。

彼の説はこれら四種類の体液のバランスが崩れたときに疾患が起こり、これらが調和の取れた状態に戻れば健康を回復するというもので、疾患によっては過剰な体液成分を除去することが治療につながるとした。

ヒポクラテスが著した医学資料集『ヒポクラテス全集』の内容は、病態、診断、治療、予後判定にも及び、現代医学の基幹となった。さらに実践医学に対しては「ヒポクラテスの誓い」として次の八つの戒律を制定している。

第一は、真剣にこの誓約を守るという誓いである。

第二は、医学生とその教師の間の誓約内容を述べたものである。

第三は、食事養生法を奨励するものである。

第四は、人を殺すなという論説であり、流産を促す行為や自殺を教唆する行為も含んでいる。

第五の戒律は、メスを用いた医療、特に尿路結石手術を禁ずるものである。

第六と第七は、職業上の倫理を扱ったものである。

最後の第八は、医師がこれらの戒律に従うことを求めるもので、これを破ると不幸な人生になるだろうと警告している。これらの多くは不可思議にも現代に相通じるものがある。

ただし、外科治療にあたる切石術を禁ずる独特の戒律は、この治療が必要な場合には専門医に任せ、ヒポクラテス派の医師は関与すべきでないとしていた。

古代インドや古代ペルシャ時代には、切石師が実際に医術を行っていたことが知られていた。切石師は遍歴するごろつきとまで言われ、各地を巡回する形でヨーロッパ中世に活躍し、一八世紀にかけてもなお存在していた。ヒポクラテス学派の医師は戒律で禁止されたため切石術は行わない、メスは持たないという誓いをたてたのである。

ヒポクラテスがこの手術を禁じた理由は現在でも謎であるが、当時の切石術は合併症や死亡数が高かったため、清廉と神聖を旨とすることを誓わせた弟子たちにそのような危険な手術に加わることを望まなかったものと推察される。

ヒポクラテスの誓いには、人体実験、医師の社会的義務、医師と他の医療従事者との関係について言及していないなどの欠点・欠陥があると多くの人から指摘された。また、権威主義であるとか、性差別的であるなどの批判も浴びせられてきた。

しかし、ヒポクラテス学派は、決して実践力に乏しかったわけではない。食事や生活習慣の改善、診断の確定、明確な予後の記述だけに留まらず、実際に実践的治療を行っていた。

ヒポクラテス派の医師は、尿路結石を含むような外科的処置は例外であるが、医療行為を行うに十分な能力は備わっていたと思われる。医学、特に外科学の未発達の時代では「ヒポクラテスの誓い」の内容は妥協点であったのであろう。

第二節　他の先学たち

続いて、膀胱については、古代医学の泰斗ガレノスを差し置いて語ることはできないであろう。ガレノスは動物の解剖を参考として人体構造に当てはめたため、実像とは異なる点があったが、ガレノスはヒポクラテス以後の、ギリシャ最大の医学者であった。ただし、哲学的、神学的推測を強いて、科学の進歩を妨げたこともまた事実である。調べ得た範囲では、ガレノスはカルンクルスという言葉を書いており、これが膀胱腫瘍の意味なのか前立腺肥大症の中葉肥大なのか著者には判別できなかった。

ファロッピオは一六世紀のイタリアの最大の解剖学者の一人であった。彼の有名な業績の一つには卵管の発見があり、泌尿器系の業績としてはベリーニに先立って腎の構造を示したことである。膀胱に関して、その筋層は三層構造から成立っており、胃や腸と同じ構造であることを記載した。さらに内尿道括約筋の存在を明らかにして「尿禁制の役目をしている」と述べた。

モルガーニは近代病理学の父とも呼ばれている人物で、彼の業績は『解剖により研究された病気の局在とその原因』に集約される。ここに膀胱疾患についての症例報告が含まれている。すなわち、膀胱尿管逆流である。原因不明のまま亡くなった高齢女性の剖検がなされ、膀胱尿管逆流について初めて記載した。その他には、膀胱結石から敗血症を来した症例、膀胱異物、前立腺肥大症から引き起こされた膀胱の肉柱形成などについても剖検所見から報告した。さらに多くの腎疾患、外陰部疾患、陰嚢内疾患について述べている。

第二章　膀胱腫瘍に関する歴史的記載

第一節　古典的な記録

膀胱腫瘍についての記載は、一七世紀以前にはほとんど見当たらない。一七世紀初頭にヒルダヌスが「切石術のときに腫瘍を偶然に摘出したが、他の切石師も同様な経験をしている」とレオナード・マーフィー編『泌尿器科の歴史』に記載されており、これが事実であれは膀胱腫瘍としての最初の記録である。

ギルヘルム・ファブリキウス・ヒルダヌス（一五六〇―一六三四年）はドイツ外科学の父と呼ばれ、ドイツで初の科学的な外科学を学んだ人である。ヒルダヌスの生涯や研究をまとめたジョーンズによると、ヒルダヌスの原著はラテン語や古典ドイツ語で書かれ、難解でその翻訳には誤訳が多いとされている。

ジョーンズの著書を参考に泌尿器科関連の記載をみると、切石術の項目に「外科医は直腸指診で結石を感じ取るのだが、その塊は膀胱の〈硬い硬化腫瘍〉と鑑別しなければならない」と記されており、腫瘍を摘出したとは書かれていなかったが、一七世紀初頭に膀胱腫瘍についての記述が存在したことは事実である。

スイスの医師であるテオフィールス・ボネッティー（一六二〇〜一六八九年）は自験例および過去に行われた数百の剖検の記録を収集した。その中には二例の膀胱癌が記載されており、いずれも臨床的に典型的な硬化癌であった。一方の患者の膀胱はこぶし大の腫瘍で満たされ、もう一方の患者では腫瘍が膀胱後壁に浸潤して直腸にまで及び、膀胱直腸瘻と記載されている。

一六八六年ロンドンのウィリアム・サルモン（一六四四―一七一三年）は、癌の多くは外科的疾病であり、初期の症状に注意すれば診断可能であると述べた。その中には血尿や尿流の閉塞についても記載され、それらは炎症、腫瘍ないしは癌の徴候であると述べている。

一六九一年フレデリック・ルイシュは初めて膀胱腫瘍の挿絵を発行した。ルイシュはオランダの植物学者で解剖学者であり、人体解剖学、生理学も研究した。有茎性腫瘍が描かれている（図四）。

泌尿器外科の基礎は、デソーおよびショパールによっておこされた。ピエール・デソー（一七七四―一七九五年）はフランスの解剖学者で外科医でもあり、雄弁家でショパールとともに外科論文を書いていた。

フランソワ・ショパール（一七四三―一七九五年）はパリ生まれの外科医で、尿路系疾患を取り扱った泌尿器外科の先駆者である。

一七九一年にパリで発刊されたショパールの古典的な仕事が傑出している。彼はこの中で、膀胱頸部の腫瘤と膀胱内部の腫瘍とを区別した。ショパールは前立腺肥大症とは一線を画し、良性から悪性に至る腫瘍としていわゆる「膀胱の茸状腫瘤」を考え、乳頭腫と浸潤性増殖とを区別した。そしてこの状態の症状の鍵は血尿の有無にあることを強調した。

また、デソーは切石術の時に見出した有茎性腫瘍を鉗子によって切除した症例を報告した。

治療、特に解放性手術に関しては一九世紀前半まではあまり進歩が見られなかった。ところでイングランドの外科医ロバート・リストン（一七九四―一八四二年）は麻酔をヤンキーのペテンと軽蔑していたが、ヨーロッパに最初にエーテル麻酔を導入した外科医であった。当時の膀胱への経路は膀胱切石術の関係から会陰式が採用されていた。リストンは一八四〇年に、それまでは無視されていた恥骨上式切開にて膀胱嚢胞（注、膀胱腫瘍のことか）を摘出した。

一九世紀の四半世紀には外科医の注意は治らない膀胱腫瘍に向け

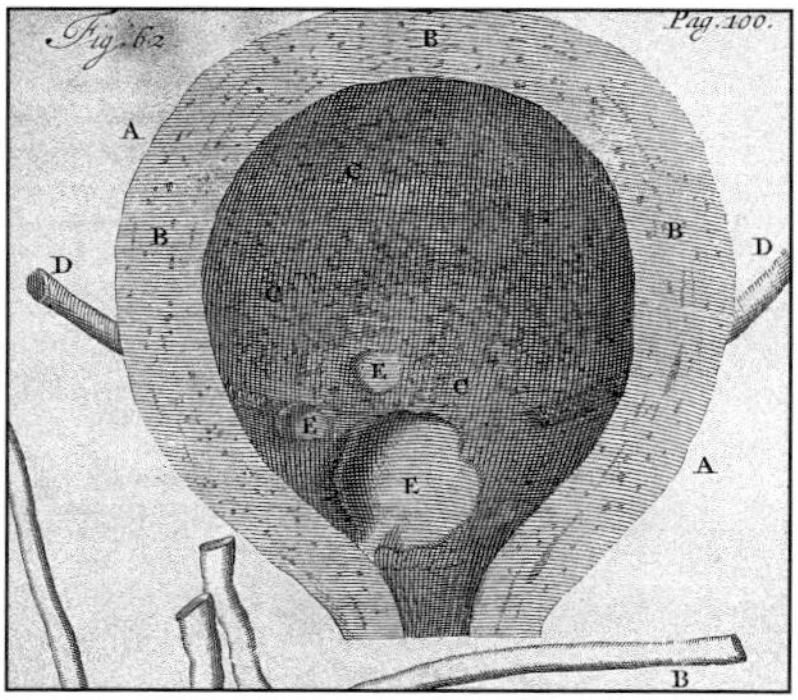

図四　ルイシュの膀胱腫瘍

られた。一八七四年、ビルロートは一般外科の知識を膀胱腫瘍の治療に応用して、初めて恥骨上式経由で膀胱を切開し膀胱腫瘍を切除した。

第二節　泌尿器外科医としてのビルロート

テオドール・ビルロート（一八二九―一八九四年）はバルト海に面したリューゲン島で生まれた。牧師であった父親は彼が五歳のときに肺結核で亡くなった。彼はギムナジウム義務教育学校を普通の成績で卒業したが、オルガンとバイオリン演奏の妙手であった。

ビルロートはゲッティンゲン大学の外科教授であったウィルヘルム・バウム（一七九九―一八八三年）の薦めで一八四九年にゲッティンゲン大学に入学し、そのときから真剣に医学に取り組むようになった。音楽という共通の趣味を通じて、マイスナーとも知り合い、生涯の友人となった。彼はのちにマイスナー小体を発見し、生理学の教授となったゲオルグ・マイスナー（一八二九―一九〇五年）である。

その後、ビルロートはベルリン大学で医学教育を終了し、一八五二年に医学博士号を取得した。ベルリン大学では、フォン・ベルンハルト・ランゲンベック（注、一八一〇―一八八七年、ベルリン大学外科教授）など、傑出した医学者たちに魅了された。

ビルロートは一八五三年後半にベルリンで開業したが、開業後二ヵ月の間に患者が一人も来なかったため、ベルリン大学病院のランゲンベックの下で助手になった。約六年間修業し、そこで二五歳という異例の若さで外科・病理解剖学の専任講師に抜擢された。

一八六〇年、三一歳のときにチューリッヒ大学から外科教授として招聘された。この時の大学からの招聘状を大事にして、彼の妻がそれをクリスマスツリーに飾ったという逸話が残っている。

チューリッヒ大学で、ビルロートはその個性を大きく伸ばした。ここで過ごした七年間、幸せなことに仕事、家庭生活、そして趣味の音楽に、自分の時間をバランスよく配分することができた。交響楽団の客員指揮者を勤めたり、たびたび日刊新聞に音楽評論を投稿したりした。さらに、大学教授らで構成する弦楽四重奏団に入団した。

しかしより重要な出来事は、ヨハネス・ブラームスと出会ったことであった。ビルロートはブラームスとともに音楽を愛することを通して生涯にわたる友情を築いた。ブラームスが作曲した弦楽四重奏曲三曲のうち二曲は、ビルロートに献呈されたものである。

一八六七年、三八歳のときに、ビルロートはウィーン大学からの招きで外科学教授に就任した。ビルロートの個人的業績の中の一つは、外科学教室における教育システムを創始したことである。

ビルロートは弟子の研究成果が一流雑誌に掲載され、彼らの名前が学会で認知されるよう助言を惜しまなかった。彼の外科領域での影響力は欧州全域に広まり、大学の要職に空席が生じると後任人事に関しての意見を求められるようになった。彼の第一世代の弟子だけで八人もが西欧各国の外科教授となった。

さらに、ビルロートは外科医の教育だけでなく看護師の教育にも力を注いだ。オーストリアでは当時、伝統的に看護の全責任を修道女に委ねており、修道女以外の女性が看護職に就くことなど前代未聞であった。このような偏見を乗り越え、歴史的な看護学校ルドルフィナー・ハウスを在職中に創設した。この病院は今でも世界の中でモデル病院となっている。

ビルロートは一八八七年に、重症肺炎と複雑な心膜炎に罹患した。完全に回復することはなく、結局この病がもとで一八九四年二月イタリアのアバツィアにて死去した。オーストリア政府は、ビルロートの死後数年経って、彼の横顔を彫った記念硬貨を作製した。

現在でもユーロコインはビルロートの肖像が刻まれており、三マルクの価値のあるものである（図五）。

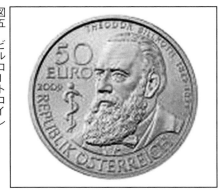

図五　ビルロートコイン

テオドール・ビルロートの一般外科学への貢献はあまねく知られているが、泌尿器外科学に大きく貢献したことはあまり知られていない。彼の泌尿器科学での業績を以下に列挙する。

一八六七年　経会陰式尿道外経路前立腺摘除術を初めて施行した。
一八六七年　経恥骨式前立腺摘除術を初めて施行した。
一八七四年　膀胱腫瘍に対する恥骨上式膀胱切開術を初めて施行した。
一八七七年　水腎症に対し経皮的腎穿刺術を初めて施行した。

彼は、自身の一般外科の知識を、膀胱腫瘍の治療に応用した。一八七四年には恥骨上式膀胱切開にて膀胱腫瘍切除術を初めて施行し、これは膀胱腫瘍に対する近代的外科治療の幕開けとなった。このときの患者は一二歳の少年で膀胱の横紋筋肉腫であった。ビルロートは、当時通常行われている側砕石位では摘出不可能と考え、恥骨上式の経路を採用し、腫瘍茎を結紮し切除した。

この新しい恥骨上式経路は、のちにピエール・バジィー（注、一八五三—一九三四年、フランスの泌尿器外科医。腎結核などの業績とともに、尿管膀胱新吻合を最初に行った）、ギュイヨン、アルバランといったフランスの外科医らに推奨され、膀胱腫瘍の切除法として欧州大陸中に普及し、のちに英国そして米国へと広がった。

ビルロートは、彼の一般外科の知識を泌尿器科の分野にまで広げており、その業績は、もっと認識され高く評価されてしかるべきである。彼は外科医であると同時に医学研究者であり、また熱心な教育者でもあり、さらに音楽の才能にも恵まれた多才な人物であった。医学において功績を残しただけでなく、何事にも修練の心、自己批判の精神、そして尽きることのない熱心さで取り組む様子を周囲の人々に示し続けたのである。

第三節　フランス学派アルバラン

ホアキン・アルバラン（一八六〇―一九一二年）は、当時スペイン領であったキューバで生まれた。父親のパブロはスペイン南部の都市からの移住者であり、母親ミカエラの両親は、南スペインの町アンダルシア・コルドバからの移住者であった。

キューバでは言語上の理由で、スペイン本国の教育制度をそっくりそのまま移入して用いていた。主にこのような事情から、キューバの学生たちはこぞってスペインへと旅立った。

バルセロナがその目的地に選ばれたが、それはバルセロナ大学がカリブ諸島において名声を博していたことの影響であろう。

アルバランは兄のペドロとともに医師を目指し、一八七二年にバルセロナの港に到着した。

一八七三年にアルバランは医学部に進学し、一八七七年に医師免許を取得したが、彼は全ての学科試験で優秀な成績を収めた。

アルバランは一七歳で医学部の教育課程を修了したが、解剖学に興味を抱いた。

その証拠に、夏期でもバルセロナにある歴史的芸術的な病院であるサンタ・クルス病院の有名な霊安室を頻繁に訪れ、病理解剖の手伝いをしていたようである。この霊安室の責任者で屍体運搬人であったシスケットという名の男性は、何人かの学生、とりわけアルバランという名前のキューバ人学生が解剖研究に意欲的であったことを記憶していた。アルバランは霊安室に毎日運ばれてくる屍体の解剖に取り組んだ。彼はこのようにして若き日の夏期休暇を過ごしたのである。

その後、学位取得に必要な課程を履修するためマドリード大学に移り、一八七八年学位取得のために呈示されたテーマの中から結核感染を選び、その年の学位論文を執筆した。それは、ロベルト・コッホがベルリンの生理学会で、結核の原因桿菌の同定を報告した一八八二年より四年も前のことであった。

厳正な審査の結果、彼は優秀な成績で医学博士の学位を授与された。のちにマドリード大学医学部は、彼の学位論文に対して特別賞を与えている。

アルバランは故郷のキューバに戻りたいと願ったが、ドイツでさらに医学の知識を深め、十分な経験を積んでからキューバに帰国するよう薦められた。ドイツに行く途中パリに立ち寄り、その町の魅力に取り付かれた。彼はパリに在住し、最高級の学究的・学問的・社会的栄誉を受けることになった。アルバランは一九〇六年三四歳のとき、パリ大学医学部でフェリックス・ギュイヨンの後任の泌尿器科教授に任じられ、同時にネッカー病院泌尿器科主任に就任した（図

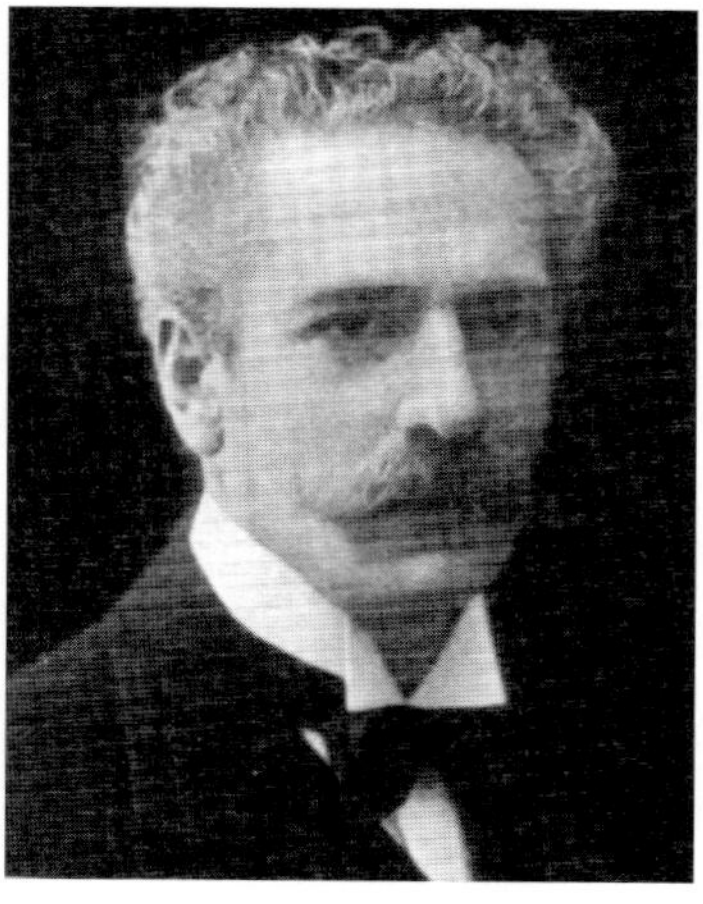

図六　アルバラン肖像

六)。

ギュイヨンは「アルバランは間違いなく素晴らしい外科医であり、優れた頭脳と強靱な心臓を持ち合わせ、彼のあらゆる資質が同時に最高点に達している」と述べている。

そのフェリックス・ギュイヨン（一八三一―一九二〇年）はマダガスカル島東方のインド洋に位置するフランス領、レユニオン島生まれである。父親が海軍軍医であり、この島に勤務していた。彼はパリで医学を学び、一八五八年に医師となり、一八九〇年からパリ大学泌尿器外科教授となった。一九〇七年には、欧州、米国および南米を含めた国際泌尿器科学会を設立した。

一九七九年、第一八回当学会がパリで開催された際、記念切手が発行された。この切手にはギュイヨンの肖像とともにカテーテル（注、ブジーのよう?）が描かれている（図七）。なお、生まれ故郷のレユニオン島でも同様の切手が発行されたが、全く売れなかったようである。

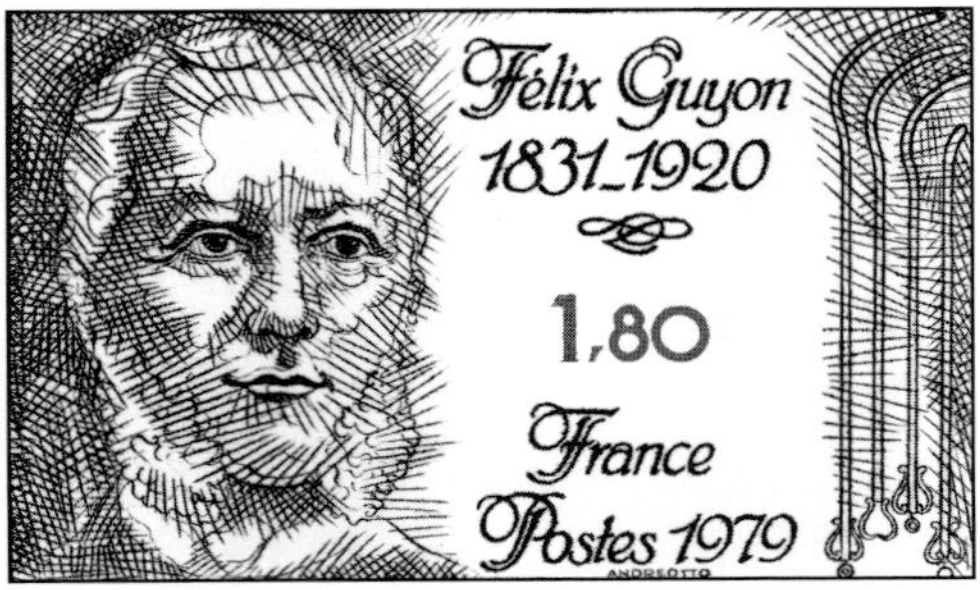

図七　ギュイヨン切手

アルバランは多くの著書を残した。『膀胱腫瘍』は全四九三ページで、腫瘍の型による組織学的特徴、小さな腫瘍に対する電気凝固術、有茎性腫瘍には膀胱部分切除、浸潤性腫瘍には膀胱全摘術、それにあらゆる種類の尿路変向術について、広い視野で検討されている。

アルバランはニッツェ膀胱鏡に有名な爪を取り付けて改造し、膀胱を通して尿管にカテーテルを挿入できるようにし、これによって分腎尿の採取や分腎機能の評価が可能になった。その爪は泌尿器科医にとっては常識的な器具であるが、一般にはアルバラン・ブリッジと申し伝えられている。彼がニッツェ膀胱鏡に取り付けたこの貴重な爪は他の内視鏡にも応用され、この改造のおかげで、長年示唆されてきた体腔内、例えば胸腔内または腹腔内での外科的処置が可能になった。

この並外れて優れた泌尿器科医で、組織学者さらには細菌学者でもあったアルバランは、一九一二年五七歳の若さで結核のため死亡した。腎結核の摘出腎を取り扱っているときに感染したためであった。

友人のデュプレ教授は葬儀のとき「彼は患者に深い愛情と慈悲の心で接し、弟子たちに誠実で、他人のためになることに熱意を注いだ。自分の能力の限り惜しみなく尽くし、共同利益と愛他主義者を貫いた」とアルバランのことを語ったという。

なお、アルバランは彼の死去した年にノーベル生理学・医学賞候補にノミネートされた。

われわれはアルバランといえば爪を思い浮かべるが、泌尿器科における彼の業績は五指に入るであろう。泌尿器科全書の索引でアルバランの項目は驚くほど多い。ちなみに、術前に診断された原発性尿管腫瘍の第一例目は一九〇二年のアルバランの報告である。

第三章　膀胱全摘除術に至るまでの歴史

一八八一年エドワード・ソネンバーグは膀胱以外の腹部手術で膀胱の一部を切除せざるを得ない症例に遭遇した。膀胱の一部を切除した結果は期待以上に良好な経過をたどり、その経験を基に男性膀胱癌患者に慎重に膀胱部分切除を行った。偶然にもその腫瘍は膀胱頂部と後壁にあり、最も到達しやすい箇所であった。切除は腹腔内にも及んでいたのでドレーンを置いた。しかし、膀胱が閉鎖できなかったためか、患者は腹膜炎のため四週後に死亡した。

ゲザ・アンタルは腹膜を開けることにより感染の機会が増えると考え、一八八五年膀胱を腹膜から剥がしたのちに部分切除を行い成功した。この方法は、ギュイヨンや、ビルロートの弟子であるチェルニーに引き継がれた。

一九〇八年チャールズ・メイヨーは腹腔内経路を支持したが、一九〇四年ベントレイ・スクワイヤーとゴードン・ハイドは、膀胱癌一五例に対して腹膜外で膀胱を剥離してから切除した結果、手術死はなく、膀胱機能にも影響がなかった。そのことより腹膜外膀胱部分切除を推奨した。

一八八七年にはベルンハルト・バーデンハウエル（一八三九―一九一三年）により世界で初めて膀

胱全摘除術が施行された。

彼はプロシアに属するデューレ近郊の町で生まれ、ブュルツブルク大学とベルリン大学で医学を学び、ベルリン大学のランゲンベックの下で学位を取得した。ランゲンベックの弟子の中でビルロートは兄弟子にあたる。

その後、ボンにあるフリードリヒ・ウィルヘルム大学の、やはりランゲンベックの弟子にあたるカール・ブッシュの下で外科の研修医となった。

一八六八年にはハイデルベルク大学に移り、シモンに師事した。バーデンハウエルにとって、シモンやランゲンベックは真の尊敬すべき恩師であった。種々の過程ののち、一八七四年にケルン市民病院外科主任となった。ケルン市民病院は、ヨーロッパでいち早く麻酔を導入した施設として知られており、最も大きな外科病院であった。バーデンハウエルはリスター無菌法についてもいち早く導入しており、一八八四年にはケルン大学の教授の称号を得た。

バーデンハウエルの泌尿器科領域の業績としては、一八八一年に七例の腎摘除術に成功している。また、男性生殖器系の結核に関する著書があり、その病因のみならず、外科処置の適応を述べている。他の論文では恥骨上式膀胱切石術に際し、恥骨上式膀胱瘻設置の二段階手術を推奨した。また、腎下垂にはコルセットを着用することを提案した。

一八八七年一月一三日に行われた最初の膀胱全摘除術では、患者はケルン在住の五七歳の男性であった。手術は七五分要したが、両側尿管にまで浸潤した膀胱癌であった。バーデンハウエルは尿路変向として尿管腸管吻合術を試みたが失敗したため、患者は術後一四日目に尿毒症と水腎症で死亡した。

当時は尿路変向術が発達しておらず、彼の症例では尿管断端が腹腔内に放置された状態であったために死亡したといわれている。

膀胱全摘除術の成功例は、一八八九年プラハの産婦人科医カレル・パウリックの症例である。膀胱乳頭腫に悩まされていた女性患者に、膀胱全摘除術および尿管膣吻合を行い成功した。

膀胱全摘除術の方法として、感染すなわち腹膜炎への危惧から多くの外科医は腹膜外に膀胱を剥離する方法を採用していた。しかし一九〇一年、ハリー・ハリスは逆行性に前立腺、精嚢そして膀胱を下から上方に向かって剥離摘出する、逆行性前立腺膀胱全摘除術を行った。

フランク・ヒンマン・シュニアは初期の頃、逆行性剥離の方が患者に負担が少なく、手術が容易であると述べていた。しかし、この方法は周囲の剥離が完了する前にしばしばサントリーニ静脈叢からの大量出血に見舞われるため、その後は逆行性剥離を施行しなくなったとヒンマンは後述している。

膀胱全摘除術を行った経過として、一九二三年のエドモンド・ペイピンの報告では合併症による死亡率は五九パーセントであった。

一九三九年のヒンマンの報告では他の報告も含め二五四例のうち手術死は八七例三四パーセントで

あった。また彼ら自身の膀胱癌症例で、手術可能で尿管腸管吻合術を行った一七例では手術死は七例で、六例は元気に生存したという。

一九四〇年代になると、麻酔の進歩、抗生物質の普及などにより大手術の危険性が少なくなったが、それでも長期経過観察の結果は思わしくなかった。リッチェスの膀胱癌症例の多くは進行癌や末期癌ともいえる症例も含まれていたが、膀胱全摘除術および尿管大腸吻合または尿管皮膚瘻術を行った症例は六九例で、そのうち手術死は八例一一パーセントであった。五年生存率は九パーセントと低く、早期発見が望ましいと述べている。

膀胱全摘除術後の生存率が低い最大の原因は、全摘手術そのものというより、むしろ尿路変向術が未発達であったことに起因していたと考えるべきであろう。

第四章　尿路変向術

第一節　尿管腸管吻合術を中心に

尿路変向術は一九世紀半ばに、膀胱外反症に対して尿管から腸管に尿を流す試みから始まった。最も古く精確な記録は、ジョン・サイモン（一八一六―一九〇四年）の尿路変向術である。ロンドンの聖トーマス病院の上級外科医であったサイモンは動物実験を重ねた後、一八五一年七月、膀胱外反症の一三歳の男子に尿管直腸瘻を形成した。サイモンはスタイレット付きカテーテルを作製し、切断した尿管に挿入後、肛門より二インチ上に瘻孔を作り、吻合した。術後の尿禁制は保たれたが、一年後に腎不全で死亡した。一八五二年の『ランセット』にこの手術は掲載されている。

その後も腸管に尿管を直接移植する試みが行われた。一八七八年トーマス・スミスは、七歳の膀胱外反症患者に左尿管を下行結腸に腰部経路で吻合し、一四ヵ月後に右尿管を上行結腸に植えた。尿管大腸吻合術が成功した例である。しかし、両側尿管狭窄による二次的な尿毒症により一四ヵ月後に死亡した。

尿管腸管吻合における手術成績は芳しいものではなく、その正当性が疑問視されていた。そこに登場したのがプラハのカレル・マイドルであり、彼の名前のついた手術を開始した（図八）。彼は膀胱三角部を楕円形に切り取り、それをS状結腸に吻合することで狭窄や感染などの合併症を防止し、尿管口の機能を保持することをもくろんだ。一八九二年に同手術を受けた二〇歳の男性患者は数年間生存し、二例目も成功させた。

一九〇七年にはハロルド・スタイラスは腸管の小さな切開創から尿管端を入れ、尿管の上に腸管の漿膜筋層を四分の三インチほどかぶせ縫合するという方法を行った。コッフィーの手技が取って代わるまでこの筋層化の原理は英国で好まれた。

画期的な仕事は、一九一〇年のロバート・コッフィーの実験である。イヌの尿管を腸壁に植える際、腸管の粘膜下トンネルにて端側縫合を行った。この方法では逆流のない尿管S状結腸吻合術を作製することができ、臨床応用の可能性を示唆した。この手術を最初に臨床で行ったのはチャールズ・メイヨーであった。一九一二年、彼は膀胱外反症の三人の患者にコッフィー法を行い成功した。この成功例以後、尿管S状結腸吻合術は尿路変向術として一時期隆盛を誇った。

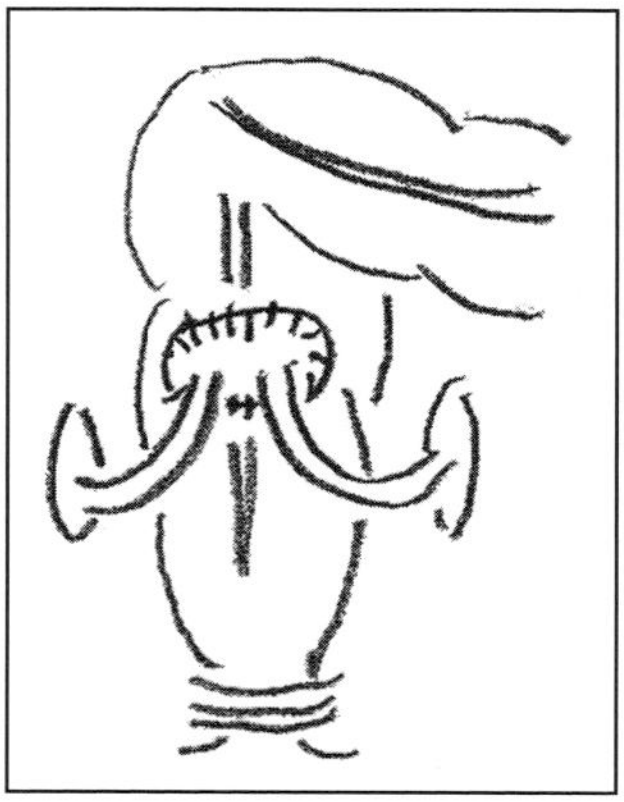
図八　マイドル法

一方、腸管への吻合以外も試みられていた。一八八一年にソネンバーグは膀胱外反症に尿管尿道吻合を行った。彼は膀胱を摘除し、そして尿道に尿管を植えた。それにより患者は排尿のために集尿器を付けざるを得なかったが、不快感から解放された。

一八八八年プラハのパウリックは五七歳の女性の膀胱乳頭腫症に膀胱全摘と尿管膣吻合を計画した。まず尿管を膣の前円蓋部の中に埋め込み、次いで第二段階として膀胱摘出および膣の出口を移動して膀胱頸部に吻合した。ときどき結石ができたが、新しい膀胱は一六年間機能したという。

第二節　尿管皮膚瘻術

医療が未発達の時代、尿路変向術の最も単純な術式は尿管皮膚瘻術であった。

一八五六年、クラウド・ジゴンは結石による無尿の患者を救うために尿管瘻を提案した。これは人工肛門と同様、尿管を皮膚に植えるという手術方法である。

この手技を臨床例に試みたのは、一八八九年のラ・デントであった。彼は骨盤の悪性腫瘍のために尿管に浸潤し無尿になった患者に、計画的尿管皮膚瘻術を行った。左尿管を腸骨窩上の皮膚に移植し、患者が癌死するまでの一四日間は垂れ流しとした。剖検にて腎臓は正常であった。

両側の尿管皮膚瘻の成功例は、一八九二年のルードヴィク・リデギィヤーによる症例であった。彼は尿管の事故損傷に対して両側の尿管下端を皮膚に植え、尿管出口とカテーテルとの間は皮膚切片で覆った。

しかし、一九〇〇年ウエラー・ボビーは報告された一〇例の尿管皮膚瘻術のレビューを行った結果、この方法は他の尿路変向術があれば正当化されないだろうという否定的な見解を示した。

皮膚縫合の合併症である閉塞や感染などは、縫合の技術的稚拙さからきていることは明らかであった。カテーテル挿入により引き起こされる合併症を最小限にするために、より良い排尿方法の開発が望まれた。

一九四五年にはヘッケル、一九五七年にはマクドナルドとヘッケルにより、皮膚切片による尿管のニップル形成術が開発された。膀胱癌一六例を含む三四尿管にニップル形成を行ったところ、八尿管が壊死や狭窄を来したが、多くは満足する結果であった。

のちに両側尿管皮膚瘻に対して尿管を側々吻合することで一本化する手技が工夫された。一九六三年ヘルベルト・エックスタインらは、神経因性膀胱の拡張した曲がりくねった尿管を一側合流尿管皮膚瘻とした症例を報告した。

第三節　尿管腸管吻合術の転末

当時盛んに施行されていた尿管S状結腸吻合術の長期観察で、一九二五年のペイピンは一〇〇例の尿管皮膚瘻または腎瘻による死亡率は二九パーセントであったのに対し、尿管S状結腸吻合術では五九パーセントであったと述べている。当時はなぜ、尿管S状結腸吻合術の成績が尿管皮膚瘻より劣るか不明であった。

一九五〇年デワード・フェリスとホワード・オデルは、尿管S状結腸吻合術の八〇パーセントに、高クロル性アシドーシスが認められたと報告した。

一九五一年にジャック・ラピデスは、尿中の電解質が再吸収された時、腎機能が正常であれば代償され、高クロル性アシドーシスは回避されバランスを保つことができるが、腎機能低下症ではその代償機能の限界を超えたときにアシドーシスが起こることを示した。

これらの生化学的な問題点は、尿管S状結腸吻合術の根本的な欠点であった。尿管S状結腸吻合術後の八〇パーセントに高クロル性アシドーシスが発生することは、術式の致命的な欠陥であり、この点はその後も多くの追試論文で指摘された。そのため一九五〇年以降尿管S状結腸吻合術は他の尿路変向術に取って代わられた。

第四節　回腸導管

小腸を用いる尿路変向術も当然試みられるようになった。この型の尿路変向術は瞰置小腸を皮膚に吻合する方法で、ブリッカーの名前が付けられており、他の尿路変向術に取って代わるふさわしい術式であった。

この術式の先駆けとなったのは、一九一一年のザーヤーや、一九三五年のザイフェルトのレポートである。ザーヤーの最初の患者は、子宮頸癌により膀胱膣瘻となって悩んでいた。患者は瞰置イレオストミー後、がんのため一一日目に亡くなったが、拡張した尿管はほぼ正常になっており、手術そのものは成功していた。二例目は膀胱癌の患者で瞰置イレオストミーの術後六日目に腹膜炎で死亡した。

一九三五年、ザイフェルトは回腸の代わりに空腸を用いたサイフォン型の導管を二例に行った。一例目は第二段階で全摘を行い三年生存した。二例目は萎縮膀胱の患者で尿路感染、尿道狭窄があり、結局腎不全で死亡した。

注目に値する歴史的な論文は一九五〇年のユージン・ブリッカー（一九〇八―二〇〇〇年）の代用膀胱作製であった。

最初ブリッカーは種々の禁制型尿路変向術をめざして、骨盤内全摘後尿路変向として回盲部膀胱に興味を注いでいた（注、四七頁絵図参照）。最初の回腸導管はブリッカーの弟子であるハフナーによって行われた。

それは、回盲部が癒着していたため回盲部導管作製が技術的に不可能であり、回腸末端に近い所から一五から二〇センチの長さの回腸を瞄置し、その近位端を閉じた。尿管は粘膜粘膜縫合し、遠位部は皮膚瘻、すなわち「ストーマ」とした。その結果が予想に反して良好であったため、それ以降ブリッカーは回腸による代用膀胱に切り替えた。問題はストーマに付ける集尿器であったが、当時コロストミーに用いていた「ケーニッヒ・ルッツェン・バック」を用いることで清潔、無臭そして衛生的な状態を保つことができた。

その後症例を追加して一〇六例に回腸膀胱を作製し、うち一五例が死亡したが本術式による死亡は五例のみであった。晩期合併症として水腎症や腎盂腎炎が発生したが、尿管S状結腸吻合術で見られた高クロル性アシドーシスは一例も見られなかった。

一九五七年にはトーマス・ステーミーとウィリアム・スコットは、代用膀胱の有用性を発表し、ブリッカー法を後押しした。ストーマの作製法について、ステーミーは皮膚外に突出させる反転法を採用しており、ブリッカーの平坦型ストーマとは異なっていた。

なお、ブリッカーは代用膀胱という言葉を記していたが、本来は膀胱ではなく尿が通過する導管である。この学術用語が学会誌に見られるようになったのは、一九五八年フランシス・ローザが「回腸導管」という言葉を用いたのが最初と思われる。

一九六三年ジャスティン・コルドニアーは二一五例の回腸導管を経験し、その有用性を報告した。ブリッカー・グループのハーベイ・ブッチャーは一二年間にわたる回腸導管症例の長期経過観察の結果を発表した。多くは骨盤内腫瘍に由来し膀胱全摘を受け、全て尿路変向として回腸導管を受けた三〇七例であった。その結果、回腸導管に直接関係する手術死は一〇例三・六パーセントであった。合併症としては三〇七例中三二例一〇パーセントで、晩期合併症が問題となった。それらは二六〇例中六五例二五パーセントで、腎盂腎炎が三七例一四パーセント、尿路結石が九例三パーセントであったが、高クロル性アシドーシスは一例も見られなかった。

以上より、回腸導管の尿路変向術の中での優位性は確立されたと考えられるが、経過観察も必要であることが強調された。これらの論文をきっかけとして、回腸導管は数十年にわたり、尿路変向術の標準的術式として君臨することになった。

第五節　尿路変向術の行方

回腸導管の最大の欠点はストーマが存在し、非尿禁制型である点に集約される。それゆえ、泌尿器科医は回腸導管に満足せず、尿禁制型尿路変向術作製を実現したいと考えていた。

一九八二年ニルス・コックらにより「コック・パウチ」が発表され、次々と導尿型の尿禁制型尿路変向術が試みられてきた。最終的には下部尿路再建術としての「新膀胱」の開発がなされ、これが尿禁制型尿路変向術の頂点とも考えられた。しかし、本術式によっても種々の問題点が発生し、特に夜間尿失禁を解決できなかった。

一方、皮膚・排泄ケア領域の認定看護師である「ウオック・ナース」が、近年積極的にストーマ処置へ関与するようになり、加えてストーマ装具の技術的な進歩などにより、ストーマに関わる合併症が最小限となった。それにより「オストメイト」のストーマに対する肉体的精神的負担は格段に軽くなってきた。

紆余曲折した尿路変向術の歴史を乗り越え、ストーマ付きの非尿禁制型尿路変向術を再考する、というのが現況であろう。

〈異聞逸聞〉市川篤二東京大学教授によれば、urology とは urina 尿 logia 科学とを組み合わせたラテン語であるという。今日ではウロロジーの訳を泌尿器科学とすることに異議を唱える者はまずいない。

しかし、泌尿器科学なる用語は不適当で、尿道科学と呼ぶべきであるという論文が明治時代の「皮膚科及泌尿器科学雑誌」に掲載されている。筆者は望嶽楼主人と称する方である。その根拠として、泌尿器科とは腎臓のみを表し、尿道はドイツ語のHarnwege の義であり、腎臓から亀頭までが含まれることより、尿道科学と呼ぶべきと述べている。

その後、この意見はどのようになったのかは不明であるが、尿道科学なる名称が採用されていたら現在の泌尿器科学もかなり変わっていたかもしれない。

第三部　前立腺外科解剖とその手術史

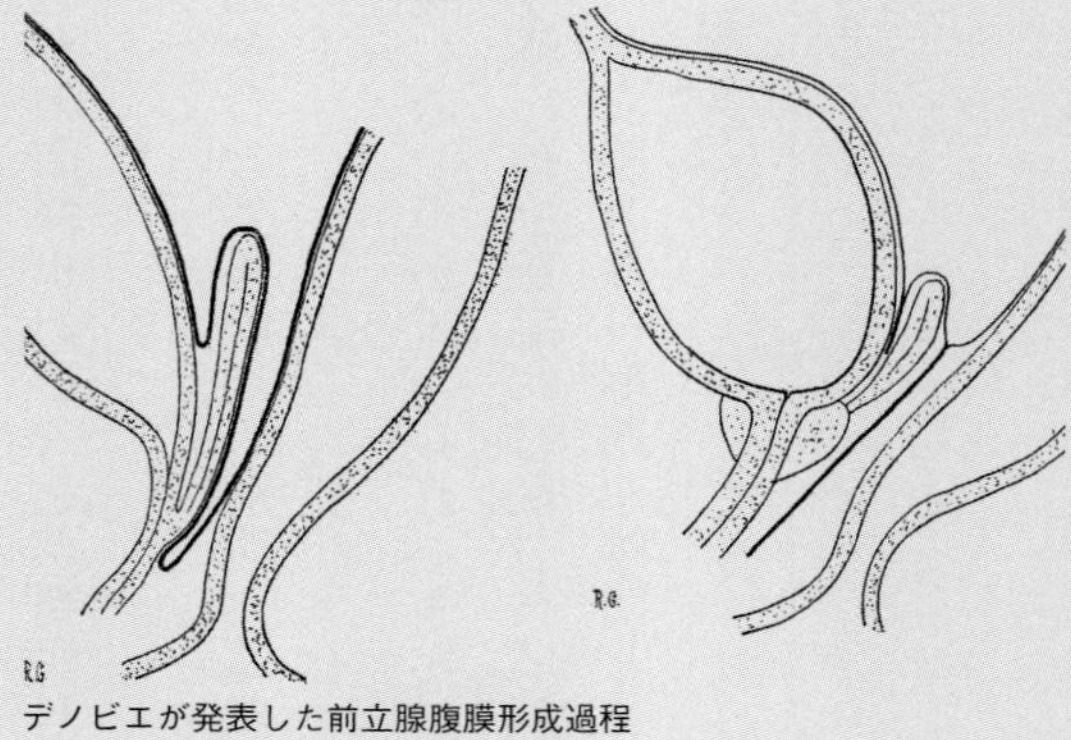

デノビエが発表した前立腺腹膜形成過程

要約　前立腺という臓器が認識されるには、実験医学すなわち屍体解剖が行われるようになるまでの期間が必要であった。それでもこの臓器は、排尿障害と何らかの関係があることが判明してきたことから存在価値が高まってきた。

前立腺は周囲を複雑な組織に取り囲まれているため、その周囲を含む外科解剖の解明が臨床応用のためには不可欠であった。

このような外科解剖を基本として、さまざまな経緯から前立腺への手術が試みられてきた。近世に至った時点での外科的治療は前立腺肥大症に対して内視鏡手術、前立腺癌には恥骨後式根治的前立腺全摘除術が中心的な役割を果たした。本論においては、前立腺の外科解剖を解明してくれた碩学たちと、前立腺の手術史に登場してくる泰斗を中心に解説した。

第一章　前立腺の認識

雄性副性器といえば、古くは地味な前立腺ではなく嚢状で目立つ両側性の精嚢がその代表であった。現代では前立腺に起因する疾患は多いが、中世に至るまではその知名度は低く精嚢と混同されることが多かったようである。

泌尿器科学における現在の中心的存在である前立腺の名称の起源は、古代ギリシャに遡ることができる。原初の名詞であるプロステイトは、接頭辞のプロ（before, の前に）、語幹のスタ（stand, 立つ）、および動作主名詞を作る接尾語のテス、の三つに分解することができる。従って、男性名詞であるこのプロステイトの逐語的な意味は「人・物の前に立つ者」、すなわち国や組織の長である。

紀元前六世紀から四世紀にかけての文献には、さまざまな語法が見られる。歴史学者のヘロドトスは軍隊の長を指すのにこの語を用い、プラトンは国家の長を意味するのにこの語を用いた。

しかし、このプロステイトが雄性副性器の臓器名になった由来は明らかではない。一説には発音が似ているギリシャ語でパラスティテスという言葉があり、これが男性生殖器の一部を示す語として用いられてきたのと関係があったといわれている。

紀元前三〇〇年頃のヘレニズムの医学の中心であったアレクサンドリアでは、人体の解剖が限局的に行われた。その成果の多くは最初の解剖学者といわれているヘロフィロス（紀元前三三五―二八〇年）により成された。実際、アレクサンドリア学派の人たちは男性生殖器系の臓器に名前を付け、ヒト前立腺を確認する段階に達したたと思われる。

この推測は古代解剖学をまとめた泰斗ガレノスの教科書にも載っており、精嚢は「腺状前立腺」と呼ばれ、精管膨大部は「球状前立腺」という名であった。そして前立腺に相当する臓器は膀胱頸部に存在するためヘロフィロスは前立腺と名付けたらしいが、精嚢と混同していたともいわれている。

中世史上無双の科学者であったレオナルド・ダ・ビンチ（一四五二―一五一九年）の描いた男性生殖器の図は、精管および精嚢が精確かつ芸術的に再現されているが、前立腺は彼の解剖図のどこにも見当たらない。彼が誤った理由には諸説があるが、ダ・ビンチは初期の解剖学の理論に基づいて描いていたためであると考えられている。

前立腺について最初に言及したのは、ベネチアのニコロ・マッサであった。彼は一五三六年の『解剖学入門』の中で「膀胱の頸部と前述した精液管の末端がある部分に腺状の組織が認められる・・・そして精液管はこれらの隆起した組織も貫通している」と述べている。

前立腺の描写と精確な記述を行ったのは、解剖学改革の第一人者であるヴェサリウスであった。一五三八年から五年後にかけて、精嚢とは別に精管と前立腺を明確に異なる器官として記述した。前立腺は膀胱と輪状の括約筋の間に位置し、「腺体」という非特異的な単数形が用いられた。

同時期には続々と前立腺についての記載がみられた。ファロッピオは前立腺を「補助腺」と名付けた。一七二六年に出版されたクウィンシーの教科書には、この臓器名は前立腺と記され、それ以外にも「腺小体」という記載も見られた。

アンブロワーズ・パレ（一五一〇―一五九〇年）といえば、理髪外科医から外科医となった人物で多くの業績があり、また多くの伝記に触れられている。その中で、パレの精確な前立腺症の症状の記載は以前から引用されている。彼は「前立腺と名付けられた腺から流出する確かな体液」が、尿道腫瘤の原因となると信じていた。そして彼の作製した機器の一つは、この膀胱頸部の病態を治療するために設計されたものであった。

一六四九年にジャン・リオランは、前立腺肥大と膀胱頸部閉塞との関係を最初に明言した。すなわち、膀胱頸部は前立腺の肥大によって塞がれてしまっていると述べた。

一七六二年にはモルガーニがリオランの観察を確認し、ブドウ大の中葉を含む前立腺の病的増殖物について記載した。

このように前立腺は尿路障害と関係があることが判明してきたため、次第にこの器官の認識が深まり且つその存在感が浮上してきた、といえよう。

第二章　前立腺外科解剖学とその貢献者

医学の歴史の中で、解剖、病態生理、診断、疾病などに対してそれに貢献した人の冠名が付けられてきた。特に、人体のあらゆる部分の名称に自分の名前を残す風潮が見られた。ただし、他人から認められ、自分の名前を冠する栄誉を受ける場合も多かった。

他臓器と同様に前立腺周囲の解剖にもいくつかの冠名があり、サントリーニ、レチウス、そしてデノビエなどの名前が浮上してくる。ここでは彼らがどのような人物であり、それが泌尿器科学史上にいかなる影響を与えたのかについて記してみたい。

第一節　前立腺膀胱静脈叢とサントリーニ

ジョヴァンニ・ドメニコ・サントリーニ（一六八一―一七三七年）は化学者の息子としてベネチアで生まれた。当時の医学教育が最高水準であったパドヴァ、ピサ、ボローニャ大学で学び、一七〇三年には内科外科専門医となり、解剖学の主任となった。翌年、彼の故郷であるトスカーナ地方の町に帰り、解剖学だけでなく、産科学も教えていた。

就中、彼は耳神経節、副膵管、小十二指腸乳頭、頭蓋導出静脈などを発見し、それらを記載することから始まった。彼は解剖学者としてのみでなく教育者としても非常に優れた人物であった。一七二四年初頭にサントリーニは膀胱および前立腺を覆う網目状の静脈について最初に記載した。このイタリアの医科学者により発見された前立腺膀胱静脈叢は解剖の教科書に記載され、サントリーニ静脈叢の同義語として外科解剖学に大いに寄与した（図九）。

サントリーニは以下のコメントを述べている（注、原文どおり）。

「膀胱前立腺静脈叢は密に水平に静脈ネットワークを形成し、前立腺と尿道の両側にもまたがっている。頭側では静脈叢は内骨盤筋膜で覆われている。膀胱、尿道の静脈とは別に、前立腺の静脈と陰茎背静脈、女性の場合陰核静脈などは、膀胱前立腺静脈叢に流入する。――背部の静脈は膀胱前立腺静脈叢から出て内腸骨静脈に注ぐ。女性では膀胱陰部背静脈叢は、膣静脈叢や子宮静脈と互いに連結している」。

ジョンズ・ホプキンス大学のパトリック・ウォルシュ教授といえば、根治的前立腺全摘除術に神経保存術を確立した人物であるが、彼の先輩にあたるウィリアム・スコット教授が興味ある事実を書いているので紹介したい。

「ウォルシュは前立腺癌の手術で、会陰式では出血がまれであるのに、恥骨後式では多いことで悩んでおり、しばし

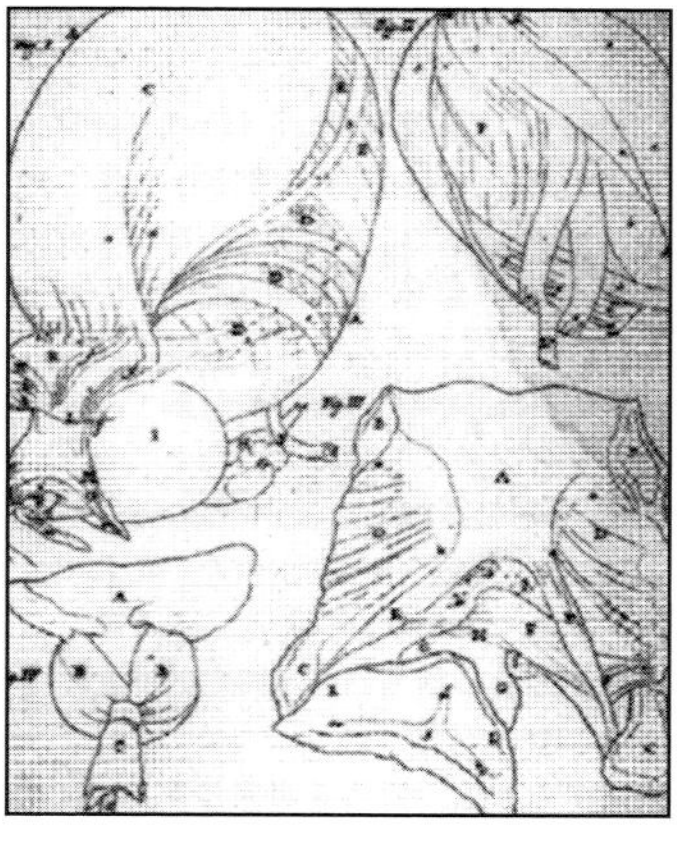

図九　サントリーニ原図

ば大出血にも見舞われたという（He was struck by the major blood loss that occurred in some cases）。その問題を解決するためにサントリーニ静脈叢の外科解剖を研究し、出血を最小限にする術式を考案することができた」、とスコットは述べている。

第二節　恥骨後腔とレチウス

恥骨後腔は恥骨結合と膀胱との間にある腹膜外腔を指し、別名レチウス腔とも呼ばれ、最初に記載したレチウスに因んで付けられた冠名である。

アンデシュ・アドルフ・レチウス（一七九六―一八六〇年）は、一八一二年にはルンド大学で医学を学び、一八一八年に学位を取るまでコペンハーゲン大学で学んだ。

一八二四年にはカロリンスカ研究所の解剖学教授となり、また、元素記号を発明した化学者のイエンス・ヤコブ・ベルセリウスとも親交があった。レチウスは解剖学で多くの発見があったが、また人類学者でもあった。なおスウェーデンの悪癖である飲酒に対して禁酒運動の旗頭となり、飲酒は体に悪影響があることを社会に啓蒙した。

一八二六年にはスウェーデン王立科学協会の会員に選出された。

彼の解剖学上の業績として恥骨後腔の記載がある。ラーセルによれば、「腹部の腹膜外で膀胱前腔に当たる部位をレチウスは発見した。そこは結合組織、脂肪、そして血管などが緩やかに存在しており、腹膜外から膀胱に達することができる外科的最適な経路となっていた。レチウスはここを〈膀胱への扉〉と称し、レチウス腔と呼ばれるようになった」と述べた。

後述するように、前立腺肥大症の手術は恥骨上式から恥骨後式へと変化してきたが、これはレチウス腔の外科解剖を理解することにより恥骨後式による前立腺肥大症の手術が可能となったのである。

なお、精子構造を詳細に記載したグスタフ・レチウスは彼の息子である。

第三節　前立腺腹膜とデノビエ

一八三六年デノビエ筋膜の解剖とその胎生期の由来が記載されて以降、その起源や解剖学的構造に関する議論のみが多く、デノビエ筋膜に関する精確な理解が欠如していた。

バン・オーベンらは綿密な医史学的、文献的考察を行い、デノビエ筋膜の解剖学的位置、発生学的起源、臨床的意義についての議論に決着をつけたと考える。

シャルル・ピエール・デノビエ（一八〇八―一八七二年）は亡くなるまで、パリで科学者、教師そして医師として過ごした。

一八四〇年にはパリの主病院の外科医となり、一八四一年には解剖学教室の主任となった。さらに一八四三年には幾人かの著名な同僚たち、オーモンド・ネラトンやシャルル・シャセニアックなどとともにパリ外科学会を創設した。そこでデノビエは数年間にわたって初代会頭を務め、その後は名誉会員となった。

彼の記載した外科解剖の幅広い仕事は多くの論文となり、また教科書として刊行された。一八三四年から一八三七年までは泌尿器科の仕事に従事した。レネ・デスカルテ医科大学の歴史博物館にある保存良好な陳列物はその時期の彼の作品である。

一八三六年、彼は解剖学会にヒト一二体を示した。それには膜様組織が記載され、彼自身によって前立腺腹膜という名前が示された。これらの仕事を基礎として、一八四九年にはパリ大学医学部の解剖学教授に任命された。一八五八年に就任した医学教育の検査官として、デノビエは多くの医学生の教育、実地訓練に多大なる影響を与えた。

一八七二年に脳卒中で死去したが、同時代の医学者たちは「医学会の中で最も偉大な学徒を失った」と嘆いたという。

一八三六年にデノビエは精嚢直腸間に「前立腺腹膜」様構造を見いだしたことを解剖学会に報告した。デノビエは一度も「筋膜」という用語を使用しなかったが、ダルトス筋膜に似ていると表現した。

一年後、彼はこの膜について次のように記述している。「前立腺後方の精嚢直腸間に一層の明らかな膜様構造が存在し、これを前立腺腹膜と呼ぶことにする。前立腺腹膜は、膀胱底部では両側とも静脈叢を取り囲む密な細胞組織と癒合しているが、前方（尾側）では前立腺の奥に行くに従い消失し、後方（頭側）では膀胱直腸間に降下する腹膜の一部に付着している。・・・直腸に接する背側では極めて粗の細胞組織によってかろうじて直腸に付着している・・・」（注、七七頁絵図参照）。

これらの記載は、今日解剖学者や臨床家がデノビエ筋膜と呼んでいるものである。すなわち、このデノビエ筋膜は前立腺の腹面、尖部、底部以外のところを覆っており、頭側では前立腺膀胱静脈叢、精嚢、精管膨大部にまで及ぶ。側面では骨盤筋膜と重なり合っている。

このような一八〇〇年前の記載がその胎生の由来や解剖学的構造に関して、生き生きとした、時には辛辣な論争の始まりとなったのである。

デノビエ筋膜の解剖および胎生期の起源についての論争をここで記載することは避けるが、バン・オーベンは、「デノビエ筋膜は胎生期の腹膜窩の二つの壁が癒合して一層になったものである。組織学的には二層構造を有するが、これら二つの層を術中に区別することはできない。デノビエ筋膜は前立腺直腸腹膜のパウチから骨盤床にまで及び、後葉と称するものは直腸固有筋膜のことである」と結論を述べた。

前立腺を取り巻く外科解剖として、サントリーニ静脈叢、レチウス腔、デノビエ筋膜の存在意義につき述べた。会陰式および恥骨後式前立腺全摘除術を行うにあたり、これらの外科解剖を精確に把握しておくことは、手術の成否を左右すると思われる。

第三章　前立腺肥大症の手術療法

第一節　会陰式前立腺摘除術

古来より切石術は会陰切開で行われていたため、前立腺を会陰式に摘除する方法は受け入れられやすかった。

実際ウィリアム・ファグソン郷（一八〇八―一八七七年）は切石術を行う際、腫大した前立腺を触れることがしばしばあり、七五歳ぐらいの男性の前立腺を治療目的で摘除した。これをロンドンの学会で発表したところ、「切石術の際、前立腺摘除は行うべきではなく、粗野で不完全な方法である」とささやかれた。

しかし彼は、患者が症状もなくなり回復したことから、この方法は正当化される治療法であると述べた。

一九世紀後半、切石術には二つのルートがあり、一つは会陰中央部から尿道内経路で切開し盲目的に切石術を行うルートと、もう一つは後出の尿道外経路である。

一八九一年、ジョージ・グッドフェロゥ（一八五五―一九一〇年）は尿道内経路として陰嚢起始部から肛門の端まで中央切開を加え、膜様部尿道を露出し切開した。そして膀胱内に指を入れ、恥骨上から膀胱に圧迫を加えて、前立腺腺腫を摘出した。

彼は手術の詳細をしばらく発表しなかったが、一九〇四年に七三症例の結果を示した。合併症として、多くの症例で尿失禁が四ヵ月間は続いたが、そのような患者は全て七〇歳以上であった。死亡例は二例で敗血症によるものであった。

しかし、本法は限られたルートでの手術であり、膀胱を圧迫する方法が難しいこと、完全で精確な摘出が困難であること、特に中葉肥大が残ってしまうなど、その他多くの合併症が見られたため急速に行われなくなった。

尿道外経路前立腺手術で成功したのは、一八六七年ビルロートであった。しかし、前立腺肥大症に尿道外会陰式前立腺摘除術を行ったのは一八五二年のジーン・ニコラス・デマルケであり、その後一八六六年にキュヒラーも試みているので、手術を最初に確立したのが誰なのか、その術者を決定するのは容易ではない。

ビルロートが用いた会陰式アプローチはキュヒラーが実験的に開発した方法で、鍵あるいは鉤状のもので前立腺を引っ張り出すことで、前立腺中葉を難なく摘除することが可能であった。

このときの患者は、膀胱頸部閉塞症状を有する三〇歳の男性であった。腫瘍は鵞卵大で、その一部を鋭利なスプーンで摘除したが、膀胱内浸潤のため膀胱の部分切除が必要であった。患者の術後経過は当初順調であったが、一四ヵ月後に再発して死亡した。本法は尿道内操作のように盲目的ではなく、直視下で行う術式である。

完全に摘出できた症例は一九〇一年のロバート・プローストたちによるものであった。それは会陰部を水平の位置にすべく特別な手術台を作り、会陰部に半月状の切開を加えて、直腸尿道筋を分ける方法で、中央部で被膜を切開し前立腺腺腫を摘出した。なお、彼は精管結紮を行い、急性精巣上体炎を予防した。

しかし、会陰式操作の運命というか、種々の合併症、尿道直腸瘻、尿失禁、勃起不全症などが多発したこともあり、フランスでは不幸にも患者による医師殺人事件にまで発展した。

第二節　米国泌尿器科学の父ヤング

一九〇二年には、ヤングはプローストとは別に独立して尿道外会陰式を計画したが、術式はほぼ同じであった。

ヒュー・ヤング（一八七〇―一九四五年）は、テキサス州サンアントニオで生まれた。一八九〇年にバージニア大学に入学し、まず「文学修士」の学位を所得し、一八九四年までに医師の資格を得た。

彼の自叙伝によると、設立後わずか五年ながら、すでに医療機関の上位にランクされていたジョンズ・ホプキンス病院の外科を選び、その主任はウィリアム・ハルステッド（一八五二―一九二二年）であった。

ハルステッドは癌治療に「根治的」という言葉を導入した人物である。一八七七年コロンビア大学卒業後、ヨーロッパに留学時、ビルロートに師事し、外科学の神髄に触れた。帰国後、乳癌に対する根治的乳房切除術を開始している。

一八八九年にジョンズ・ホプキンス病院外科部長となり、前記手術を完成に導いた。弟子にはヤングをはじめ、脳外科医のクッシングなどを輩出しており、教育者としても傑出していた。

当時のジョンズ・ホプキンス大学病院の病床数は三〇〇床未満であった。一つだけの手術室は狭く、床も手術台も木製で、天井灯は十分でなかった。手術台はハルステットが仏独戦争（一八七〇―一八七一年）の時、陸軍病院の遺品をドイツから持ち帰ったという代物であった。

一八九五年に泌尿器科病棟の主任であったジェームス・ブラウンが急死したため、ヤングは二七歳の誕生日を迎えてからしばらくたった一八九七年に泌尿器科の主任となった（図一〇）。

一九〇三年、ヤングはベルリンで制作中の改良型膀胱鏡を見るためにヨーロッパに行き、レオポルド・キャスパーの研究に加わった。そしてレンズ製造会社の協力を得て、ニッツェ膀胱鏡の中に鏡の代わりにレンズを入れることを試みた。

キャスパーは大いに喜び、ヤングはニッツェに見せようと言った。キャスパーは反対したが、かまわずにヤングがそれをニッツェに見せたところ、案の定、ニッツェは怒り狂った。ヤングの述懐によると、辛辣なドイツ語で「私や私の発明したものを何と思っているのか」と怒鳴ったという。ヤングもやり返し、そして帰国した（第四章、第三節　ニッツェの項参照）。

ヤングは一九〇〇年に国際学会において、単純恥骨上式前立腺摘除術を発表した。さらに彼は経会陰式到達法を考案した。それは手術野に前立腺を近づけるようにするため、前立腺牽引器を工夫した。

ハルステッドはヤングの手術に大変興味を持ち、手術を行うよう奨めただけではなく、最初の手術で助手の役を買って出た。最初の手術は一九〇四年四月に行われ、患者は術後三週経過して良好な膀胱機能を示した。ヤングの手術の技術、革新的到達法、さらに患者への細心な気配りなどによって、彼が主任を務める泌尿器科はたちまち世界レベルの専門病院となった。

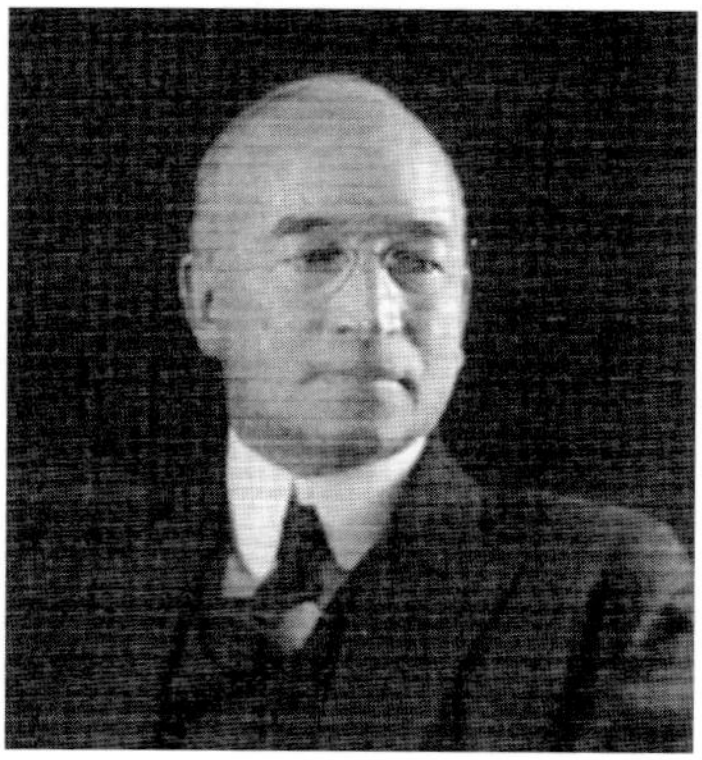

図一〇　ヤング肖像

一九一二年の初めに、がっちりとした体格の紳士がヤングを訪ね、ジェームズ・ブキャナン・ブレイディと名乗った。ブレイディ（一八五六―一九一七年）は鉄道関係の仕事で億万長者となった人物であった。彼のライフスタイルはダイヤモンド・ジムと呼ばれるだけあって宝石類には目がなく、全身着飾っていたという。また、美食家、飽食家、過食家で、胃は正常人の六倍あったとされ、合併症も多く、現在で言う生活習慣病の全てに罹っていた。

彼は重度の排尿困難を伴う前立腺肥大症がみられた。さらに狭心症、糖尿病、腎不全があり、尿路感染症や高血圧もみられた。全世界をまわって前立腺肥大症を治す外科医を探していたが、ヤングの噂を聞きつけてやってきたとのことであった。ヤングは彼の手術を引き受け、一九一二年四月にコカインの局注にて手術を無事終了させた。ブレイディは泌尿器科病院を建てるようヤングに二二万ドルを寄付し、ジョンズ・ホプキンス・ブレイディ泌尿器科学研究所病院（通称、ブレイディ）としてその名を残した。

ヤングが定めた研修医の研修課程は七年間で、そのうち一年はミネソタ大学のフォーリー教授の下での研修であった。最後の年はブレイディに戻り、ここでの教育・研究に大いに貢献し、一般病棟の患者に対する手術をほぼ全て担当することになっていた。

ヤングの指導は、次のような米国を代表する優れた泌尿器科医を輩出した。

フランク・ヒンマン・シュニア、一九〇六年卒業、ヤングの最初のレジデント。スタンフォード大

学教授
ジョン・コーク、一九〇六年卒業、一九一〇年からセントルイスで開業
ヒュー・ジュエット、一九三〇年卒業、一九三三年からジョンズ・ホプキンスのスタッフとなり、一九六九年にジョンズ・ホプキンス大学教授、名誉教授
サミュエル・ベスト、一九三七年レジデント、一九四一年からバージニア大学準教授、のち主任
ワイランド・レッドベッター、一九三二年卒業、一九三八年までヤングの下で研修、一九五四年にMGHの主任
ジョン・ディーズ、一九三二年からジョンズ・ホプキンス病院にてインターンそして助手、一九五三年からデューク大学教授

それにオーモンド・カルプ、一九四二年にレジデント、メイヨー・クリニックの主任教授

ヤングが定めた研修課程では、基礎研究にも多くの時間を割いており、米国における研修医プログラムの手本とされるようになった。

これらの基礎研究や臨床経験の積み重ねから、ヤングはジャーナル・オブ・ウロロジー（ＪＵ）を創刊することにした。創刊号は一九一七年二月に発行されたが、巻頭言にヤングの意図する目的が書かれ、素晴らしい見識を与えてくれた。この雑誌は好評を博したが、彼は米国泌尿器科学会（ＡＵＡ）がＪＵを学会誌として引き継ぐことを提案し、一九二一年に彼の雑誌であったＪＵは、ＡＵＡの正式な機関誌となった。

ヤングはボルティモアに住むコルストン家の一番下の娘ベッシーと親しくなり、一九〇一年に結婚した。彼は芸術に親しんだことはなかったが、コルストン家は音楽一家であった。彼はまもなく芸術、特に音楽に魅せられ、コルストン家、そしてボルティモアの街とともに生涯を通じて音楽を楽しんだ。

ところが、ヤングは一九四五年七月にアトランテックシティーでの学会に出席し、そこで心臓発作に見舞われた。八月にボルティモアに帰り、その五日後に亡くなった。

ヤングは前立腺肥大症四五〇例に会陰式前立腺摘除を行い、死亡は一七例、三・八パーセントであった。彼は、この術式では出血が少なく止血も容易で、腸管に邪魔されることなく手術できることが利点であると述べた。彼の成績は、他の術者のそれをはるかに凌駕していた。

ヤングには、情熱と秀でた解剖学的知識、それに忍耐もあり、評価の高い医学者であった。彼は会陰式前立腺摘除術を発展させ、二〇世紀初頭の米国においては、会陰式は恥骨上式よりも数多く行われた。

ヤングの成功は、彼の友人であるキーネスの有名な皮肉をもたらした。「前立腺は多くの男性を老人にするが、前立腺はヒュー・ヤングを若者にしたのである」(The prostate makes most men old but it made Huph Young)。

第三節　恥骨上式前立腺摘除術

中近世以前にもこの術式は行われていたが、単なる部分切除であった。一八八七年リーズ大学のアーサー・ファーグソン・マギル（一八五〇—一八九〇年）は、恥骨上膀胱切開を行い、膀胱内に突出し尿流を妨げている肥大した前立腺を、剪刀または鉗子で摘出した。三例に行い、いずれも術後の経過は順調であった。

マギルは一八六九年医師の資格取得後、イングランド北部に位置する歴史ある伝統校リーズ大学の外科と解剖学の助手となり、一八八七年には外科教授となった。彼は恥骨上式前立腺摘除術の開拓者として知られ、大英帝国で同手術を最初に行った外科医であった。

米国シカゴのウィリアム・ベルフィールド（一八五六—一九二九年）は一八九〇年に総説を書き、自験例を含む八八症例の恥骨上式前立腺摘除術を集積した。留置カテーテル四一症例のうち三二例は正常の排尿となった。死亡は一二例であり、死因としては尿毒症、ショック、呼吸器不全などであったと報告している。

一八九五年ユージン・フラー（一八五八—一九三〇年）はハーバード医科大学卒業後、人生の多くをニューヨークで過ごし、ニューヨーク医科大学院の泌尿器科・性病科の講師となっていた。その間、恥骨上式前立腺摘除術を開発した。

フラーは六例の成功例を一八九五年に発表し、それは完全な腺腫摘出であった。しかし全例で恥骨上式に前立腺を摘除したのではなく、一例は会陰式からの摘出術を加えていた。その後彼は症例を増やし、一九〇五年には側葉、尿道周囲、中葉全ての腺腫を恥骨上より摘出する手術を三〇〇例以上行った。

彼の手技はヤングの会陰式を参考としたものであったが、独自の前立腺先端手術であると考えていた。彼は膀胱頸部に近い部分の膀胱に切開を加え、盲目的、用手的に腺腫を摘出し、そのとき会陰部に対して反対の力を加えた。彼のボクシングの練習相手であった泌尿器科医のラモン・ギテラスは、恥骨上式の前立腺摘除術を同様に行っており、左手の二本の指を直腸内に入れて圧迫することを試みていた。

ここでギテラスについて述べると、彼は一八五八年生まれで、ハーバード大学では米国第二六代大統領のセオドア・ルーズベルトと同級であった。ハーバード医科大学卒業後ニューヨーク医科大学院の教授職に就いた。一九〇〇年にニューヨーク泌尿生殖器学会を設立し、さらに二年後、同会は発展的に解消し、米国泌尿器科学会（American Urological Association, ＡＵＡ）として立ち上げ、ギテラスは初代会長となった。彼はスポーツマンでボクシングはもとより野外スポーツも愛した人物であったという。

前立腺摘除術に話を戻すと、当時、恥骨上式の優先権が議論されたが、誰であるかは確定できなかった。前立腺腺腫の外科的摘出は、ベルフィールドとマギルは独立してほぼ同時に行っていた。さらにはフラーらによる恥骨上式前立腺摘除術の業績があったにも拘わらず、一九〇一年にフレーアーが報告するまで米国ではあまり評価されなかった。

ピーター・フレーアー（一八五二―一九二一年）は一八七四年、アイルランドのクイーンズ大学を首席で卒業した。インドでの兵役を終え、ロンドンの聖ピーター病院の医員となり、一九〇一年に四例の恥骨上式前立腺摘除術症例を、英国医学雑誌に発表した。フレーアーは手術の名手で、話術には説得力があり、完璧な演出家であった。手術成績として死亡率が五パーセント以下と他の成績を完全に圧倒しており、彼の名声はその低い死亡率に起因することは明らかであった。

フレーアーは、恥骨上式前立腺摘除術を一般化させたことに対する優先権を主張した。しかし、彼の優先権や臨床的成功に対する高慢な主張には、リーズ学派の会頭で、のちに英国外科学会で最も有名になったバークレイ・モニハンなどの外科重鎮たちから冷ややかな非難の声があがった。ピーター・フレーアーをもじり、ピー・フリー、小便たらしという名前の方がふさわしいなどと野次られた。

彼は先輩たちから疎まれたこともあり、王立外科医師会会員（ＦＲＣＳ）の試験を受けることを頑強に拒否した。そのため、学究への道は閉ざされ、非常に著名であっても教育病院に招聘されることはなかった。一九二〇年に王立医学協会（RSM）が泌尿器科部門を設立した際、最初の部長に選ばれたが、時すでに遅く過去の栄光はなく、翌年死亡した。

その一方で、フレーアーは若き医師に泌尿器外科に関する刺激を与え、特にウィリアム・トーマス・ウォーカー（一八七一－一九三七年）は、泌尿器科医を目指すことになった。ウォーカーはスコットランドの外科医で、エディンバラ大学で医師となった。卒後、スイス、ドイツ、ウィーンに留学し泌尿器科に興味を持ち、一九〇五年には聖ピーター病院の医師となり、そこでフレーアーとの出会いがあったと思われる。一九二二年には王立医学協会泌尿器科部門の会長となり、一九三三年には国際泌尿器科学会の英国の会頭となった人物である。

ウォーカーによると、フレーアーは一九二〇年には一六二五例の恥骨上式前立腺摘除術症例を報告し、死亡率は五パーセントであったという。一方、一九一八年から一九二八年当時の英国の病院での死亡率は一三パーセントから二三パーセントであった。そのことからも、いかにフレーアーの成績が優れていたかを知ることができると追想していた。

当時の恥骨上式前立腺摘除術は、一般にはその成績は良好ではなく尿毒症関連の合併症が多く、成績向上のためには止血法の工夫が必要であった。ウォーカーは聖ピーター病院にて一八年間に一二七六例の恥骨上式前立腺摘除術を行い、手術の合併症として術中術後の出血が最大の問題点であったことを認めた。

出血予防のためにも最大の努力が必要で、腺腫摘出時には前立腺床がはっきりと見えるようにヘッドランプを使用した。さらに、止血困難なときにはフレーアーにより行われた方法で、前立腺床にガーゼを固く詰め込み、二ないし三日後に抜去すれば完全に止血されていると強調した。

恥骨上式は一九四五年までは欧州における主要手技であった。

第四節　恥骨後式前立腺摘除術

第二次世界大戦終了以前の時期は抗生物質が存在せず、多くの研究者は感染を誇大に危険視していたためレチウス腔に進入することに躊躇していた。わずかに一九〇八年、ロッテルダムのバン・ストックムによって恥骨後式のルートが試みられた。当時会陰式では死亡率は低かったが、尿失禁や瘻孔形成などの合併症がみられていたので、会陰式の利点をとり、欠点を避けることを目的として恥骨後式のルートを選び、彼はこれを反転会陰式と呼んだ。

一九四五年テレンス・ミリン（一九〇三―一九八〇年）は恥骨後式前立腺摘除術を行った。ミリンはアイルランド生まれであり、ダブリンのトリニティ医科大学で学び、ロンドンにて泌尿器外科の専門医となった。

一九四五年に、前立腺の摘除法として恥骨後腔から前立腺に達するという方法を『ランセット』に発表した。彼は一九五三年から一九五五年にかけて、英国泌尿器外科学会の会頭を務めた人物である。

恥骨後式の術式は、恥骨後腔を開き表在性の静脈を凝固ないしは結紮した。次いで、逆V字型に前立腺被膜を切開して被膜を持ち上げ、腺腫は指または剪刀で下から上へと前立腺を剥離し、最後はコッヘルで挟み電気メスで摘出した。前立腺動脈は膀胱頸部の五時七時に存在するため、この箇所を結紮し、尿道よりカテーテルを膀胱内に留置して被膜を二重結紮した。なお、両側精管結紮も加えた。

本手術を二〇例に行った結果、術後経過は全ての患者で膀胱刺激症状は最小限であり、尿道カテーテルは一週間以内で抜去し二週間で退院した。全例を通じて死亡例はなかった。合併症として後出血が二例にみられたが軽度であり、腎盂腎炎もみられなかった。恥骨上からの尿の漏れは三例に起こったが、これは留置カテーテルの位置の不備からであり、全体としての術後合併症は最小限にとどまった。

一九四五年に始まった恥骨後式前立腺摘除術は、瞬く間に英国で普及し、さらには全世界に広まった。本手術の利点は、学ぶことが容易であり、特別な器具も必要なかったことであった。

そして癌の手術にも応用でき、経尿道的前立腺切除術（ＴＵＲＰ）で限界のある症例でも可能であった。膀胱を開かないこと、前立腺被膜を十分に閉じることができること、回復が早いことなどは最大の長所であった。

しかし、恥骨炎が発生したため、何人かの患者にはこの術式の採用に躊躇した。この合併症を避けるため、オクローリーとフェルニコラは膀胱前立腺移行部より一センチほど前立腺寄りの被膜の上下に支持縫合糸を置いたのち、その中間に半月様切開を加えた。三三例にこの方法を施行し、恥骨炎の合併症は一例も発生しなかった。ただし、一例に後出血がみられたという。

第四章　経尿道的操作と内視鏡の開発

第一節　経尿道的操作への試み

非観血的に体内臓器を観察し処置することは医学の夢であったが、必須の課題でもあった。古くは、ヒポクラテスやガレノスの医学に尿道カテーテルの使用法が記されている。古代からヒトを苦しめてきた膀胱結石は会陰経路で摘出されてはきたが、非侵襲的で合併症の少ない経尿道経由による治療法が工夫され試みられてきた。

一九世紀初頭にはフランス学派に多彩な人物が台頭し、経尿道的砕石術が工夫された。ジャン・アミュサト、ジャン・シビエール、ルロア・デティオールらである。

ジャン・シビエール（一七九二―一八六七年）はフランスの貧しい家庭に生まれた。しかし一八一四年にはパリに出て医学を学び、外科学特に結石手術に興味を持った。自らデザインして砕石器を作製し、また三叉結石捕捉器などにより臨床応用をして大成功を収めた。晩年には泌尿器科病院を建て、ネッカー病院としてその名を残した。彼はその初代部長であり、フランス泌尿器科学の父とも呼ばれている。

一方、英国においても英傑が出現した。ヘンリー・トンプソン（一八二〇―一九〇四年）は一八二〇年東イングランドの厳格な牧師の家に生まれた。両親の反対を押し切り、ようやく二七歳の時に病院医学部大学（注、後のロンドン大学）に入学し、同大学の臨床教授となった。一八五七年には経尿道的砕石術を学ぶためフランスに留学し、シビエールに師事した。その後は臨床経験を積み、大英帝国における下部尿路疾患治療の第一人者となった。

当時、ベルギー王レオポルド一世は膀胱結石による発作に悩まされたため、著名なトンプソンの治療を受けるよう推薦された。しかし、トンプソンは彼の恩師であるシビエールに手術を依頼した。シビエールの手術は成功しなかったため、レオポルド王はドイツのランゲンベックに委ねたが、また失敗した。再度、トンプソンに機会が回ってきたため、一八六三年、トンプソンは新しい砕石器を持参してブリュッセルに往診した。

ときに王は七三歳で痛みと不眠、さらには過去の想い出したくない失敗した手術、術後の熱発に悩まされていた。そのような状態であったが、トンプソンは二度にわたり砕石術を行った結果、手術は成功し王は急速に改善した。ベルギーはもとより英国においても、トンプソンは歓呼の声で迎えられた。ベルギー王はこの手術の成功でトンプソンに四〇〇〇フラン、今日に換算すると三九万ドル授与したという。

なお、トンプソンの恩師であるシビエールは「私の手術が失敗したことは残念だったが、私の技術が弟子に引き継がれたことは喜ばしい」と述べていた。

その九年後、今度はフランス王、ナポレオン三世から招請された。フランス軍はドイツとの戦いに敗れ、彼は英国に追放されていた。王は長期にわたり、膀胱結石に悩まされ尿閉になることが多く、戦時下でも導尿を余儀なくされた。トンプソンはクロルホルム麻酔のもと、砕石術を行ったが成功しなかった。三回目を試みようとしたとき、王の意識は消失し、一八七三年死亡した。トンプソンは遺族より二〇〇〇フラン授与されたが、半返ししたという。

トンプソンには異才な面があった。趣味の音楽に由来するオクターブすなわち八という数字を好んだという。八〇歳になったとき、オクターブ晩餐会というのを企画した。八人の客人を招待し、晩餐会は八時から始まり、料理は八コースであった。客はウェルズ皇太子、ロバート・ブラウニング、コナン・ドイル、チャールス・デッケンスなど有名人が含まれ、それぞれ得意とする話題を提供することを目的とした学術親睦会であった。

第二節　膀胱鏡の起源とボッチーニ

今日、われわれ泌尿器科医が用いている機器は、一八七七年に初めて公開されたニッツェの膀胱鏡を改良したものである。そのニッツェが自書『泌尿器科学教科書』の中で、「膀胱鏡の起源は、一八〇七年にフランクフルトのボッチーニ医師が開発した導光器である」と述べている。

人体の内腔を照らすための機器を最初に発明したのは、フィリップ・ボッチーニ（一七七三―一八〇九年）であった。ボッチーニは無論ドイツ人の名前ではない。彼の父はイタリア貴族の出で、決闘で相手に致命傷を負わせたことから故郷にいられなくなり、一七六〇年頃に祖国を離れた。その後マインツに来て、フランクフルト出身の娘と結婚したのである。ボッチーニの母方の親戚が、のちに彼の人生で重要な存在となる。

ボッチーニは、今から二〇〇年以上前の一七七三年にマインツで生まれ、一八〇九年に三五歳で夭折した。生まれ故郷のマインツ大学で医学を学び始め、当時彼が師事した医師の中には、一八〇九年に電信機を発明した有名な外科医サミュエル・トーマス・ゼンメリングもいた。ボッチーニは一七九四年にイェーナ大学に移り、医学の勉強を続けた。

第二次対仏大同盟戦争（一七九九―一八〇二年）の戦前・戦中に、彼は何度かオーストリア皇帝フランツ一世の弟であるカール大公の軍の軍医となっている。陸軍病院の責任者を務め、大いに成功を収めた。軍医として活躍したこと、とりわけカール大公の知遇を得たことは、やがて彼の私生活ならびに彼の最も重要な発明品の運命に、決定的な影響を及ぼすことになる。

多くの困難の末、ボッチーニはフランクフルトの市民権を得た。最初の申請では拒否されたが、カール大公がフランクフルト当局に推薦状を送ると、一八〇三年には母親の実家があるフランクフルトに居住することを許された。また、二つの試験に合格して、フランクフルトで開業する資格を得た。

当時、外国人医師が開業資格を得ることは、今日に比べてもはるかに困難であった。彼は重要人物の主治医を務めていたが、フランクフルトでの診療は小規模に行っていた。

一八〇八年に特任医師になり、ようやく彼の経済状況はわずかに改善したが、それでもこの責務に見合った報酬を得ることはできなかった。フランクフルト周辺の小村に住む人々の診療には時間がかかり、危険でもあったためである。彼の前任者を含め多くの人々が当時流行していたチフスで死亡した。ボッチーニ自身もまた、チフスが原因で一八〇九年四月に三五歳の若さで亡くなった。一九五四年になって、ボッチーニの墓石が発見された。

ラテン語の碑銘には、「いまは亡きフィリップ・ボッチーニの御霊に心から哀悼の意を表します。ドイツ生まれの彼は直達光でヒトの体腔内を観察しようと試みた最初の人物です。悪性熱の大流行の最中でも、他人が避けて通るのを勇敢に挑み、技術と献身で治療を行っていました。しかし、一八〇九年四月三六歳の若さで死が訪れました。誠実な友よ、あなたは英雄であり、勝利者です。安らかに眠りください」と記されていた。

ボッチーニは小規模に開業していた一八〇二年から五年間は比較的余裕があったので、種々の物作りを行って発明に打ち込んだ。その中の一つが導光器であった。その原図には導光器の重要部分が描かれており（図一一）、その姿を明確に理解することができる。錫製の花瓶型ランプに金属の筒が取り付けられ、そこにはさまざまな内視鏡が用いられ、ローソクの炎が光源となっていた。導光器のおよその大きさは高さ三三センチ幅七・六センチ、奥行き五センチであった。

ボッチーニは一八〇五年二月のドイツ日刊紙に、人体の内腔を観察できる装置が完成したという短報を載せた。そこには、体腔内での手術や生理現象の研究が可能であることも述べていた。

さらに一八〇六年、彼の恩師であるフーフエランドが主幹している医学雑誌に導光路についての幅広い論文が掲載された。最終的には一八〇七年、この機器はカール大公の援助により公開され、有用性が認知されるところとなった。

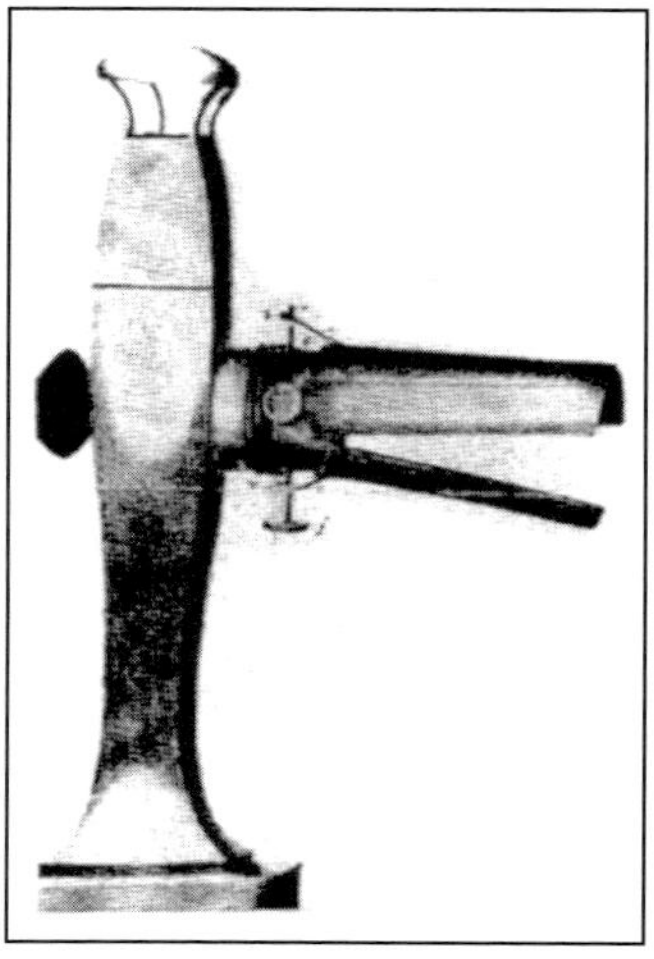
図一一　導光器原図

第三節　ニッツェとその後の内視鏡機器

マクシミリアン・ニッツェ（一八四九―一九〇六年）はベルリン生まれであった。彼は内気な性格で、社会や政治にあまり関心を持たず、一人で引きこもった生活を送っていた。

若い頃には新しい考え方を盛んに導入して才気を発揮していたが、年を経るに従い、頑固で怒りっぽく融通が利かないという、彼の天才ぶりと人間味を現す形となっていった。彼は生涯を仕事に捧げたが、仕事では他人と衝突しながら成功と失敗を繰り返し、仕事は彼の情熱と人生そのものになった。

ニッツェはハイデルベルク大学で医学の勉強を始め、ビュルツブルク大学とライプチヒ大学で医学教育を終了し、一八七四年に医学士の称号を得た。ハイデルベルク大学では、一八六九年に計画的腎摘除術を初めて施行したグスタフ・シモンに師事した。ニッツェは腎や膀胱の疾患に興味を抱くようになり、手術成功の可否は精確な診断によるものであることを認識した。

人体の中空器官の内部や体腔内を観察するという発想は、一八〇六年導光器を公開したボッチーニに遡る。内視鏡と光源のローソクおよび鏡だけから成る導光器は、太すぎて尿道を通過させることができず、また反射させたローソクの灯から得られる像はかなりぼやけており、膀胱には使えない代物であった。

ボッチーニが開発した導光器はまもなく忘れ去られたが、内視鏡検査という彼の発想はその後も生き続けた。ニッツェが内視鏡の問題全体を見直す決心をしたのはドレスデンにおいてであり、一八七六年より膀胱の透過器の研究を開始した（図一二）。

まずニッツェは、今までの膀胱鏡では光源が不十分で、視野が非常に狭いという実用化を阻む二つの問題に取り組んだ。一八七七年一〇月、二八歳になっていたニッツェは、ドレスデンのフリードリヒシュタット病院の病理研究所の研究員たちの前で、屍体に対して自身の膀胱鏡を初めて使用してみせた。膀胱鏡を生体に用いなかったことから、同僚たちの反応は今一つであったが、その後まもなくニッツェはその膀胱鏡を用いて患者の膀胱内の観察を始めた。

一八七七年一二月には、内装レンズと光源を備えた尿道鏡を作製し、特許一六二四号の承認を得ることができた。ニッツェはドレスデンで膀胱鏡の改良にさらに取り組んだが、助手たちとの間での口論から、一八七八年にやむなくウィーン大学に移ることとなった。

ウィーンでは、手術器具や外科装置の技術者として世界的に有名

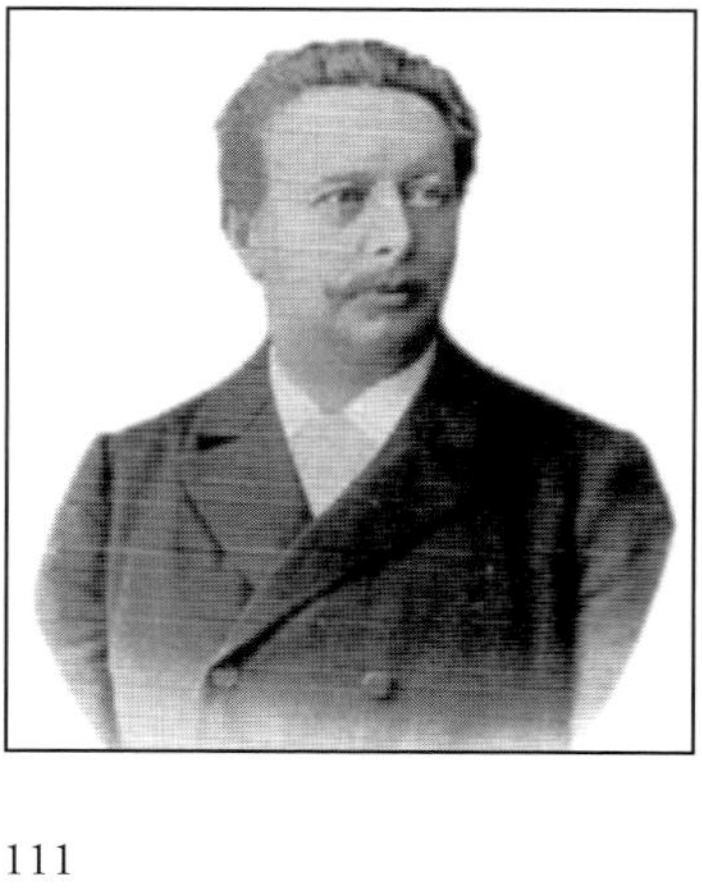

図一二　ニッツェ肖像

であったジョセフ・ライターから実りある助言を受けることになった。

ニッツェは、ウィーン大学の外科で、レオポルト・フォン・ディッテル（注、一八一五―一八九八年、オーストリアの泌尿器科医、尿道ブジーの創始者）の下、若き助手として勤務し、患者に対して膀胱鏡を用いて研究を続けることを許可された。

一八七九年ニッツェは優秀な医師たちの前で、患者に対して新しく改良した膀胱鏡を初めて使用してみせた。集まった医師たちは膀胱内が非常によく見えることに感銘を受けたが、考えられるその用途について十分に理解することはできず、ニッツェはこの公開が失敗であったと深く落胆した。

ニッツェとライターの合作による膀胱鏡は大きく、尿道への挿入が難しかった。白熱白金線の冷却に複雑な還流装置が必要で、光学系装置も完璧とはほど遠く、価格も五〇〇から六〇〇ドイツ・マルクと非常に高価であった。

その後、ライターが「顕微鏡やライフル銃は原案者ではなく、意匠図案者の名前にちなんで名付けられている」と主張して、その膀胱鏡を彼の発明品として特許を出願しようとしたことから、ニッツェとの間で喧嘩になり、ニッツェは一八八〇年にベルリンに研究拠点を移した。

一八七八年、米国のトーマス・エジソンが白熱電球を発明した。しかし、ニッツェが自分の膀胱鏡の先端に小さな電球を装着したのは一八八七年、エジソンの発明から実に八年以上たってからであった。この小さな電球を取り付けたことで、複雑で高価なニッツェ膀胱鏡がたちまち単純・安価で使いやすい機器に生まれ変わった。かさばる水冷装置はもはや不要となり、光学系を大きくできるため、より拡大された視野が得られ、光源の追加でより鮮明な像が得られるようになった。

これらの新しい機器が、一八八七年にベルリンで開催された外科学会総会で供覧されると、内視鏡検査に革命を起こし、これらは近代膀胱鏡の先駆けとなった。

ニッツェは診断のみならず治療のためにも、よりよい内視鏡器具が必要であることを認識していた。一八九一年から九四年にかけて、彼は実用的な手術用膀胱鏡を初めて設計・製作し、熱電球を用いて膀胱乳頭腫の焼灼を初めて試みた。

その後、電気焼灼に用いる冷・熱線を開発し、膀胱鏡を通して鋭匙、切除鉗子、焼灼器およびワイヤー・ループを操作して、膀胱腫瘍を切除した一五〇症例を報告した。このニッツェの方法は欧州および他の国でも広く採用された。

ニッツェはその後ベルリンに戻り、膀胱・腎疾患のための私立研究所を設立した。そして欧州や他の国々の医師を対象に、彼が開発した内視鏡的膀胱検査と処置法を教える特別講義を行った。一九〇〇年、ついにその業績が認められ、ベルリン大学の教授に就任した。一九〇二年には新しく設立された米国泌尿器科学会の名誉会員となった。

二年後に近代膀胱鏡の誕生二五周年記念日を迎えると、彼の下には世界各国の医師・医学者から賞賛と尊敬の手紙が多く寄せられた。

ニッツェは一九〇六年にベルリンの自宅で脳卒中により五七歳で亡くなった。

前記のように、ニッツェは難しい人物であった。ドレスデンでは助手たちと口論し、ウィーンではライターと喧嘩し、彼の最初の試作品を認めなかった先輩たちを嘲ったりした。また、最初に考案した非実用的な設計に固執し、エジソンの発明した豆電球をなかなか取り入れなかった。

ニッツェは当初は膀胱鏡の改良に熱心であったが、やがて非常に意固地になり、膀胱鏡の光学系に変更が加えられることに我慢がならなくなった。その例として、ボルティモアの若き前途ある泌尿器科医であったヒュー・ヤングが一九〇三年に彼のもとを訪れた際、ヤングは膀胱鏡の改良につながると思われる新しい設計について意見を求めた。ヤングは助手から、ニッツェが無礼を働く恐れがあるため、改良した膀胱鏡をニッツェに見せないように警告されていた。

ヤングがその警告を無視して自分の改良した膀胱鏡を示したところ、案の定、ニッツェは怒り狂い、「これは古い考えだ、悪い出来だ」と言い放った。彼は辛辣なドイツ語で、ヤングやヤングの発明品に対する自分の考えをまくし立てた。ヤングは平静を装い、ニッツェに「膀胱鏡はどの器官に使うものでしょうか」と下手なドイツ語で言い返したという（注、第三章第二節　ヤングの項参照）。皮肉なことに、泌尿器科学の始祖といわれるニッツェと、その後米国の泌尿器科学会の父となるヤングの二人の巨人は、この出来事で危うく殴り合いの喧嘩になるところであった。

ニッツェは頑固な性格にもかかわらず、あるいはもしかすると、頑固な性格ゆえに、他のものより自分の人生をはるか先まで見通し、時折現実的に軌道修正してみせたのかもしれない。彼は、自分自身を思索家であり実行家であると考えていたが、医師の間では奇才人とみなされた。

彼によって実際に作製された最初の近代膀胱鏡とその発明は、内視鏡に革命を起こし、彼が生涯を通して泌尿器疾患の診断・治療の向上に努めたことで、泌尿器科学という専門分野が開花した。

われわれ泌尿器科医が内視鏡を取り出し、人体の神秘を探るべくその内腔を調べるとき、このような検査が実施できるのはニッツェという偉大な先学の肩に乗っていることを肝に銘じなければならない。「巨人の肩の上に立つstanding on the shoulders of giants」という成句は一二世紀頃から使われていた。有名になったのはアイザック・ニュートンがロバート・フックに宛てた一六七六年の手紙の中で巨人の肩に乗ってと述べていたことからであるという。

かくなる歴史的変遷があったが、一九二六年マキシミリアン・スターンが凝固および切除可能な電流を流すことのできる内視鏡を発明したのが切除鏡の始まりである。この拡大鏡により、広く術野は照らされた。

さらなる改良として、切除鏡の欠点を克服するために、デービスは長い外套管、広くそしてより有効なループによる切除鏡を開発した。電気メスとして二つのフットスイッチを有し、高周波電流によりメスとして前立腺を大きく切除できる一方、低周波電流で十分な止血も行える切除鏡となった。

同じ年にジョセフ・マッカーシーにより、スターン・マッカーシーと呼ばれる切除鏡が開発された。マッカーシーは彼の汎内視鏡に斜視型レンズシステムを組み入れ、さらにウォーカーのベークライトの外套とデービスの作業単位一式、それに術者に向かって切除する方法を採用した。この機器は、内視鏡操作をするために必要な全てのよいところを取り入れたものであった。潅流しつつ斜視によって全域が視覚に入り、最終的にできあがった切除後の前立腺に対して止血も十分に行うことができた。

この完成されたスターン・マッカーシー型の切除鏡は、多くの泌尿器科医に熱狂的に受け入れられた。熟練医師はすばらしい成績を示したが、重大な合併症が発生しているとの報告も見られた。これらの歓迎されない課題は直ちに改善された。そして、切除鏡もより使いやすい器具が用意され、慎重な手術への対応が行われた。しかし、この経尿道的前立腺切除術は欧州や英国では米国とは異なり一般には普及しなかった。

それでも二〇世紀における前立腺肥大症の外科的治療は内視鏡手術を軸として回転し始めた。

第五章　前立腺癌に対する根治的前立腺全摘除術

前立腺癌に対する摘除術の記録は、一八六七年ビルロートが会陰式に部分切除したのが最初である。三〇歳の患者は鶩卵大の前立腺であったが、一四ヵ月後に再発し死亡した。

一九〇二年ハリー・ハリスは、五三歳男性患者の三角部まで浸潤した前立腺癌に対し、前立腺と膀胱の大部分を摘出した。尿管は三角部を付けたまま、丁度膀胱外反症の状態にして恥骨上部の皮膚に移植した。患者は一時期回復したが、二ヶ月後に肺炎のため死亡した。

一九〇四年ヤングはハルステットの援助のもと、前立腺癌に対して会陰式に全摘を行った。前立腺は会陰部曲切開により露出され、前立腺牽引器を尿道内に挿入し、前立腺尖部で尿道を切断した。盲目的に前立腺は剥離され、さらに膀胱底部で切断された。精管を切断し、精嚢は前立腺とともに摘出したのち、膀胱は尿道の断端と吻合した。

一九〇五年には、自験例四例の報告がなされた。彼は小さな癌は初期であり、開放性生検で陽性であれば、直ちに全摘を行うべきと述べた。

一九四四年といえば、ヤングが亡くなる一年前のことであるが、彼は米国泌尿器科学会にて彼の会陰式ヤング法についての講演を行った。彼は一八六例の前立腺癌の手術を行い、死亡は一二例で六・五パーセントで、退院後五年から二七年経過観察した患者の半数は治癒したという素晴らしい成績を発表した。

一九一二年、フラーは前立腺肥大症の手術の外にも前立腺癌八例に恥骨上式と会陰式の両者を組み合わせて前立腺全摘除術を行い、手術死は一例もなかったという。ただし、前立腺癌が尿管へ浸潤しているときは、腎瘻術を施行した。両側腎瘻を行ったのは五例で、いずれの症例も短期間の生存であった。

恥骨後式全摘除術は会陰式より広い視野が得られ、前立腺尖部の剥離、膜様部の保存も可能である。従って、前立腺の周囲を剥離したのち摘出して尿道膀胱吻合を行えば、癌のときの全摘出術も可能になる。これは一九四七年にソーターにより行われた。彼は恥骨結合と前立腺を強固に固定している恥骨前立腺靱帯を切断することにより、前立腺を剥離して骨盤腔内に露出させ、その後は逆行性に前立腺を摘出した。しかし、彼の手術術式では精嚢は摘出されておらず、本来の根治手術とはいえなかった。

ミリンは前立腺肥大症に引き続き、一九四七年には癌に対して恥骨後式にて全摘を行い、これは会陰式より容易であると述べた。

近世以降、前立腺癌に対する外科的治療は恥骨後式による前立腺全摘除術が中心となって普及した。

最後に、ジョンズ・ホプキンス大学の主任（注、多分ウォルシュ教授のことであろう）は「根治的恥骨後式前立腺全摘術を学び工夫することを試みる全ての泌尿器科医は、ミリン医師の肩を借りなければならない」と述べ泌尿器科学の巨匠であるミリン氏の偉業を讃えていた。

〈史的逸話〉尿管と尿道の区別については専門医であればいざ知らず、一般の方はそれらの解剖を知らない場合が多いという。確かに両者の使い方は古来より混乱しており、解体新書では尿管のことを尿道と記載し、尿道は小水管と称していた。改訂版である重訂解体新書でも尿管は輸尿管であり、尿道は尿管と記されていた。

輸尿管という臓器名は明治以降も続き、尿管と決定したのは、第二次世界大戦後である。興味あるのは、日本泌尿器科学会誌第三五巻に東京大学から二つの論文が提出され、一方の題名は輸尿管で、他方は尿管という題名が使われていたことである。

ところで、医学の大本である西洋においても尿管と尿道の区別はつきにくく、精確な泌尿器科学用語の発展に悪戦苦闘が強いられたようであった。実際にウレーターとウレスラとの臓器名が定まったのは一七世紀以降であった。

しかし近年でも間違えはあり、欧州のあるガイドラインの中で、尿管皮膚瘻を尿道と記載されていた。

第四部　精巣をめぐる医史上の人物

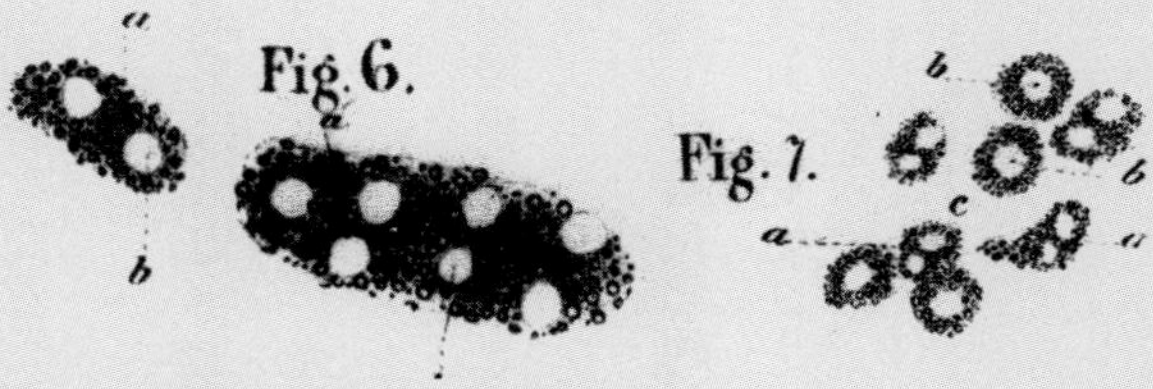

ライデッヒが記載した精巣間質細胞、左はネコ、右はコーモリ

要約　精巣の歴史は、解剖学とその生理機能学の発展の足跡である。精巣は精細管と間質に分けられ、それぞれ独特の特性を有している。

精細管には精子形成に至る造精機能があり、その解剖学的・生理学的研究成果は医史学上の華である。セルトリ細胞は、精細管内の支持細胞として精子形成をつかさどり、さらにはいくつかの生理活性を有する物質を産生することが判明してきた。

間質においては、ライディッヒ細胞は男性機能の髄であるテストステロンを産生することが推定されていたが、その産生細胞としての直接の証明は困難を極めた。

テストステロンの構造式や合成法についてはすでに確立されていたが、遅れて組織化学的あるいは生化学的手法により、テストステロンはライディッヒ細胞において産生されていることが観察確認された。

第一章　寓話的精巣論

古代の医学書には、男性性器に関する手術記録はほとんど認められない。この理由として、エジプト人やヒンダス人は、男性性器が肉体や精神の力を生ずる生命の根幹であると考えていたからである。この思想は中世まで受け継がれ、これに手術を行ったり外傷を与えることは神への冒涜であると考えられていた。唯一の例外は環状切開であり、中国における全去勢術であった。

ギリシャのアナクサゴラス（注、紀元前五〇〇年頃―前四二八年、古代ギリシャの哲学者で、万物のもととなる元素をスペルマタ（種子）と名付けた）は男子は右精巣、女児は左精巣からの精子から生まれると述べたが、どのようなことからこの結論が出たのかは不明である。

しかし、エンペドクレス（注、紀元前四九〇年頃―前四三〇年頃、古代ギリシャの自然哲学者、医者、詩人、政治家）は、全く異なった見解を示し、性は精液の量により決定されると考えた。さらに彼は時代の先端をいく考えをもっており、「卵子は生命の始まりであり、種々の動物の卵子と種を比較し、卵子は子孫を残すため受精する」と述べた。

以上のような寓話的な物語が伝承されていたが、精巣を摘除すると不妊となり、男性機能が低下するということは古代より知られた事実であった。ルネサンス以後になると人体解剖が行われ、男性と女性の生殖器の違いも明らかにされてきた。

第二章　精子の発見と精巣の機能

一六世紀に解剖学の父といわれたヴェサリウスは解剖学書『ファブリカ』の中で男性生殖器を対称に女性生殖器を描き、その違いを記した。精子と卵子の発見の結果、それまでは曖昧であった男女の器官は、それぞれ独自の名称をもち始めた。精巣は男性の生殖器官、卵巣は女性の相当物として示されたが、一六世紀半ばまでは精巣機能についての知識はわずかであった。

一七世紀中頃、ライネル・デ・グラーフ（一六四一―一六七三年）は、マウスの精巣を用いて実験を行った。白膜を摘除すると精細管が現れ、それが長い紐状であることを認めた。彼は、精巣が精液を作る微小な管、つまり細管の集まりで、精巣内に収まっており、その長さはオランダウナギ二〇匹（一匹は七〇センチ）分よりはるかに長くなると述べた。これは精巣の内部構造を観察した最初の記録である。

アントニ・ファン・レーベンフック（一六三二―一七二三年）は顕微鏡を発明し、細胞と微生物および精子を最初に観察した人物であった。そして一六七七年、彼は自家製の顕微鏡で自身の精液の中で活発に泳いでいる数百万の精子を観察し、その詳細を英国の王立協会に報告した。

ただし、実際に精子を最初に発見したのは、オランダのライデン大学の医学生ヨハン・ハムであった。一六七七年、彼は淋疾の男性の精液をレーベンフックの顕微鏡で観察しているときに、尻尾をもった微小動物を見いだしたといわれている。

この時期の発生学といえば、生物は自己の小さなひな型から発生するという「前成説」が有力で、将来の生体の全ての部分が完全に形成された状態で生殖細胞に存在しており、精子論者は精子にひな型がいると主張した（図一三）。これに対し、「後成説」は、ひな型構造をもたない卵子から緻密な構造に造り上げるという説であった。

一八世紀、イタリアの研究者ラザロ・スパランツァーニ（一七二九―一七九九年）は、受精には精液が必要であることを明確に実証した。彼は哺乳類、魚類、両生類の精液の中に精子が存在していることを観察し、カエルでは卵子は精子と接触してからオタマジャクシになることを示した。これは体外受精を証明した最初の観察であった。

このような素晴らしい実証研究成果にもかかわらず、彼は精子が受精に関与していることを信じていなかった。多

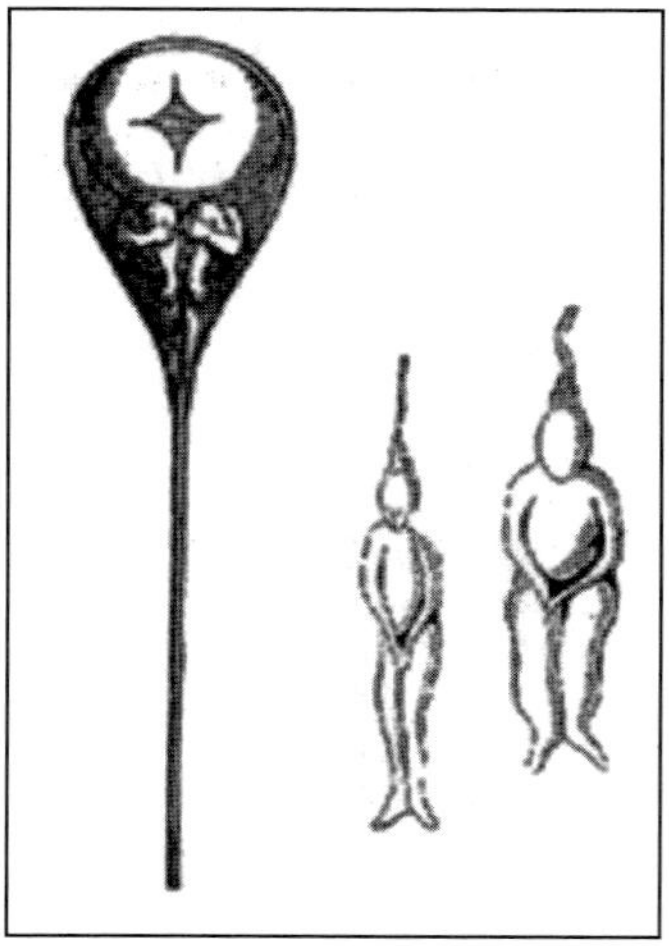

図一三　精子のひな型

くの科学者は、精子は寄生虫に違いないと思っていたのである。

精子の名前は一八二七年カール・エルンスト・ベーア（一七九二―一八七六年）によって付けられた。ベーアはエストニア出身の生物学者で、胎生学の父とも呼ばれ、ロシア科学アカデミーの会員でもあった。

スパランツァーニの実験から約一世紀後、一八五三年にジョージ・ニューポートとジョージ・ビネス・エリスは再びカエルを用い、精子は卵子を貫通して受精することを示した。

一八七四年にはエドワード・ベネデン（一八四六―一九一〇年）が、哺乳類の受精を初めて観察した。なお、ベネデンは初めて「減数分裂」を蛔虫で観察し記載した人物でもある。

第三章　精細管の組織学的生理学的検索

第一節　組織学的研究の先駆者ケリカー

精巣、特に精細管についての組織学的研究の先駆者として、スイスのルドルフ・アルベルト・ケリカー（一八一七―一九〇五年）を挙げなければならない。

ケリカーはチューリッヒ大学で医学を学んだ後、ベルリン大学病理解剖学のヨハネス・ミュラー教授および組織学のヘンレ教授の下で研究し、一八四一年に学位を取得した。

一八四七年よりヴュルツブルク大学の生理学および比較解剖学の教授となった。彼は種々の動物の詳細な組織学的観察を行い、特に精巣に関する功績として、精子は寄生虫ではなく組織発生の過程で精巣細胞から発育してきた運動性のある自己細胞であること、そして卵子と結合して受精することを証明した。

ケリカーは卵子や精子の細胞学的特性を示し「花粉の種が雄しべの先端の細胞から形成される」如く、精子は精巣の管状壁から作られることを示した。

ヒト精巣の精細管には二種類の細胞が認められる。その一つは精子形成のもととなる精祖細胞であり、他の一つはこの形成を支える栄養細胞である。一八六五年セルトリは最初にこの栄養細胞を記載した人物である。

第二節　セルトリ細胞の発見者セルトリ

一八四二年エンリコ・セルトリ（一八四二―一九一〇年）は北イタリアの街であるソンドリオの裕福な家庭に生まれた。彼の父は教会の修復を計画し監督する芸術技術者であった。

セルトリは一八歳になったとき、パヴィア大学医学部に入学した。そこで、皮膚の組織構造における業績で知られた実験重視の学者で、生理学・組織学者でもあるエゥセビオ・オール教授の下で寄宿生活の学生となり、生物学や顕微鏡的手法の知識を学んだ。

その研究室には血液凝固における血小板の機能を発見したギュリロ・ビゾゼロや、細胞質内のゴルジ装置の発見者でのちにノーベル賞を受賞したカミッロ・ゴルジなどの兄弟子たちがいた。オール教授は、二年以内にセルトリが生理学の中に若者の意気と新基軸を投げ掛けるであろうと述べた。

セルトリは二三歳になった一八六五年に、パヴィア大学を卒業した。その同時期、彼の最も重要な論文である精細管に関する生物学的発見が報告された。この論文は『ヒト精巣の精細管に存在する支持細胞の存在意義について』であった（図一四）。

彼は二八歳の時、ミラノ第二獣医学校解剖生理学教室の生理学教授に指名され、生理学部門の主任となった。ミラノにおける研究生活、そして教訓的な活動の三七年の後、彼は引退し一九〇七年に生まれ故郷のソンドリオに引きこもった。彼は生涯独身で子供もおらず、一九一〇年に死亡した。

セルトリの研究について、彼はヒトの精巣を用いることに専念した。個々の精細管をマイクロダイセクションしたり、乾燥組織の薄切や新鮮組織を粉砕したりして用いた。セルトリは最初精細管の非精子細胞を、その機能から樹枝状細胞または母細胞と呼んだ。彼は顕微鏡を通して観察した所見を詳細に描き、「これらの細胞は精子細胞を産生しないようである。樹枝状細胞は精細胞とは完全に異なっており、その形態や精細管内で常に一定の位置にあること、分枝した枝で精細胞を包み込むような形態をとっていること、さらに枝の伸長部分で相互にコミュニケーションが認められることなど、いずれをとっても精子を産生するという考えはつじつまが合わない」と述べた。

のちの研究者たち、メルケル、ボールそしてエブナーなどもこの事実を確認しており、以後この樹枝状細胞は「セルトリ細胞」と呼ばれるようになった。

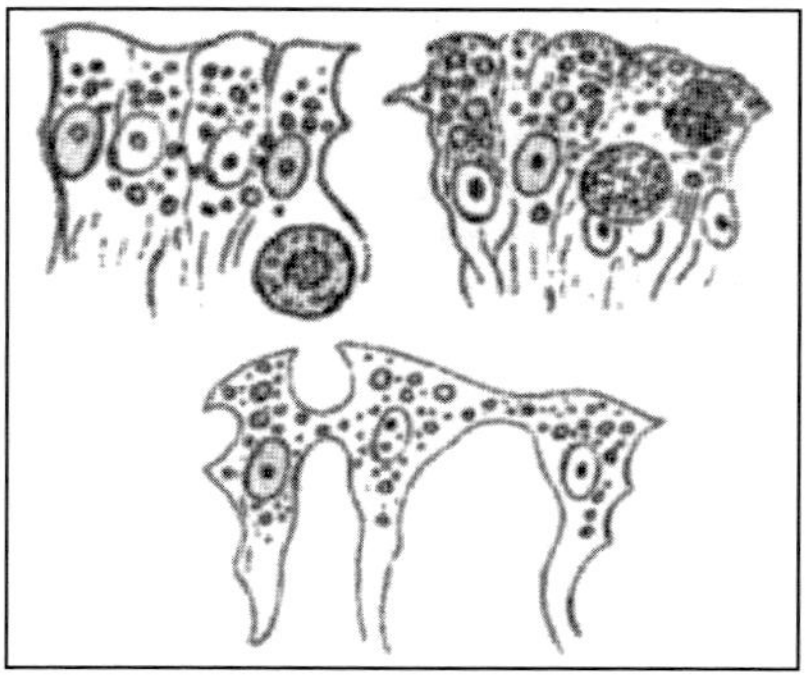

図一四　セルトリ原図

一八七八年、セルトリは精子形成の詳細な研究を二回にわたって発表した。その中で、精子は精母細胞に由来することを示し、精母細胞の発育を三段階に分けて記述した。これらの段階は、現在われわれが精母細胞の発育期を細糸期、合糸期、厚糸期そして複糸期として呼んでいるものに対応している。さらに彼は二種類の精原細胞と精子形成の波を特定し、その長さを推定し、最終的には生殖細胞がしばしば細胞間に細胞質架橋を形成して群生することを示した。

一九世紀末から二〇世紀初頭にかけて、グスタフ・レチウス（一八四二―一九一九年）は他の研究者も行っている精子の構造について顕微鏡的に観察した。グスタフ・レチウスはスウェーデンの医師で解剖学者であり、精子に関する研究は六〇歳になってから始めたという。レチウスの研究の重要な点は次の二つである。

第一は、技術的に優れており、光学顕微鏡の限界にまで及んでいたこと。

第二は、精巣上体、精細管の内容物および精子そのものの検体を四〇〇もの種、ほとんどの脊椎動物から採取したことである。

なお、恥骨後腔はレチウス腔とも呼ばれ、これを名付けた解剖学者アンデシュ・レチウスは、彼の父親であった。

精子発生に関しては、レブロンドとクレアモントにより齧歯類の精上皮周期の研究が進み、精細管の横断面を見るとそれぞれの発育段階が均等に認められ、精子形成への段階が確認された。しかし、ヒトにおいてはラットなどのように典型的ではなかったが、一九六三年イブス・クレアモントは、ヒトの精子発生周期は六段階であり、一個の精細管断面に複数の周期がモザイクを形成していることを示した。すなわち、ヒトにおいても精子形成周期は存在することを証明した。

マウスの精子生成細胞周期の研究と精原幹細胞の概念の導入において先駆者であったのは、バレリオ・モネシー（一九二八―一九七九年）であった。彼はオートラジオグラフィーと生化学の両面から、哺乳類の精子形成の制御および精子発生周期に関し、特に減数分裂時とその直後の合成に関して業績があった。しかし残念なことに五一歳の若さで亡くなっている。

なお、近年「セルトリ細胞」の形態、機能に関して多くの発表があり、著しく研究が進歩した。セルトリ細胞の細胞質には、細長いミトコンドリア、波状束の線維、多くの脂肪滴、リボフクシン顆粒、それにヒトにしか見られないシャルコー・ブッチャー結晶体などが観察されてきた。さらに、滑面小胞体が細胞質内に多数見られ、エストロゲンを産生していることが推測された。セルトリ細胞は精細胞の発育を支持し、保護し、栄養をつかさどっていると同時に、インヒビン、アクチビン、エストロゲン、アンドロゲン結合蛋白などを産生することが判明してきた。

第四章　男性機能とライディッヒ細胞

新石器時代に、小アジア（注、黒海とアラビアの間の地域）の農夫は、去勢によって動物が家畜として扱いやすくなることを発見した。どのような状況でその発見に至ったのかは知る由しもないが、六〇〇〇年も前から精巣と男性化との関係が知られていたことは事実である。

ハンターは解剖学者、外科医であり、中でも泌尿器科特に精巣についての業績を残している。

第一節　近代泌尿器科学の父ハンター

ジョン・ハンター（一七二八―一七九三年）はスコットランドのグラスゴー近郊の小さな農村で生まれた。義務教育の時代は落ちこぼれの生徒であったが、二〇歳のときロンドンにいる兄ウィリアム・ハンター（一七一八―一七八三年）の下で勉強し、解剖学の才能を発揮するところとなった。そしてチェルシー王立病院のウィリアム・チェゼルデン（一六八八―一七五二年）から、膀胱切石術をはじめ多くの外科技術を学んだ。

さらに聖バーソロミュー病院のパーシバル・ポット（一七一四―一七八八年）の下で外科学を習得していった。ハンターは外科学とともに比較解剖学に関心があり、計り知れない時間を費やして、何千もの解剖標本を作製した。彼はさまざまな動物を解剖しては違いを見つけ出し、ヒト標本との類似点を記録した。彼は二年間、フランスおよびポルトガルで従軍し、一七六八年に聖ジョージ病院の外科医になった。

ハンターは解剖学者であったが、墓泥棒の顧客としても知られていた。この興味ある事実は『解剖医、ジョン・ハンターの数奇な生涯』に記されているので参照されたい。

彼は世界中で名高い外科医として知られていたが、泌尿器科学の分野でも先駆的で洞察力のある一人とされている。泌尿器学の分野における彼の研究の内容は、精巣水瘤、尿路結石、尿生殖器瘻、尿路感染症、淋菌性尿道炎、梅毒など、さまざまな泌尿器疾患の治療であった。尿道狭窄とその症状・徴候および拡張術による管理の記述においても、彼は重要な貢献を果たした。彼は膀胱の腫瘍、結石、潰瘍など、各種疾患における尿の状態を研究しており、尿道の感染症に関する記述は特に精確である。

ハンターは外科医として切石術の専門家でもあった。どのような外科処置でもスピードが最も重要であった時代に、恩師のチェゼルデンはこの手術を一分以内に行うと評判であり、ハンターはその弟子であった。

ハンターは前立腺異常の分野でも重要な貢献を果たし、一七八八年彼は前立腺の側葉および中葉の肥大により閉塞が引き起こされることを発見した。彼は著書の中で特徴的に次のように記述している。「尿管の両側が圧迫され、尿路に閉塞が生じている。この両側部分の腫脹の影響に加え、膀胱に入りこんでいるわずかな部分が内尿道口に対して弁のように働いている。この突出部が尿道を前方に屈曲させているため、閉塞が生じてカテーテルを通過させることができない」。

ハンターの研究は当時の時代の最先端を行っていたが、残念ながら長い間忘れられていた。前立腺がアンドロゲン依存性器官であるという説については、チャールズ・ハギンスが一九四一年にこの説の科学的根拠を確立する約一六〇年前に、彼は説得力のあるエビデンスを示した最初の人物であった。一七八六年には、幼若雄性動物で去勢を行うとそれ以降の前立腺の成長が阻止され、成体動物で行うと萎縮が生じることも証明した。

ハンターは、胎児期における精巣の位置、精巣の陰嚢への移動、先天性ヘルニアについても記述した。また、精巣導帯は「ハンター導帯」とも呼ばれており、彼の冠名が付けられている。

ハンターが特に精巣機能の解明に尽くしたという記録はないが、有名な実験が残されている。すなわち、一七六七年に雄鶏の精巣を雌鶏の腹腔内に移植するという計画的精巣移植術を施行した。精巣は小腸または腹膜に癒着したが、移植された雌鶏の全身に特に目立った変化はなかった。

しかしながら、ハンターは臓器移植の効果よりも、移植技術に強い関心を抱いていたためこの実験結果を公表せず、動物で精巣移植を行ったという証拠は彼の講義録に残されているだけであった。

ハンターは学者ではなかったが、熱心で知的な実験者であり、ある実験において自らを実験台にした。淋疾と梅毒が二つの異なる疾患なのか、それとも同一疾患の二つの病態なのかを明らかにする実験において、彼は自分に患者の膿を接種した。この患者は淋疾と梅毒のいずれにも罹患していたため、この自己実験は失敗に終わった。この接種により梅毒性大動脈瘤が生じ、結局これが原因で、ハンターは一七九一年に死亡した。

なお、牛痘接種法を開発したエドワード・ジェンナー（一七四九―一八二三年）は彼の弟子であった。

注目すべきこととして、ウェストミンスター寺院にあるハンターの墓碑には、王立外科医師会によって次の碑文が刻まれている。「生きとし生けるものの研究に、神の力と英知を優れた才能で解釈したことに対する称賛と、外科学を医学として人類に貢献したことに対する畏敬の念をここに記す」

第二節　精巣間質細胞の発見者ライディッヒ

一八五〇年にフランツ・ライディッヒ（一八二一―一九〇八年）は、のちにライディッヒ細胞と呼ばれるようになった精巣間質細胞について記載した。

ライディッヒは一八二一年ドイツ・ババリア地方のローテンブルクで生まれた。父親は尊敬すべきミツバチ管理人で園芸家でもあった。このような環境が、息子に動物学や植物学に興味を抱かせる切っ掛けになったと推察される。一二歳のとき、父親から初歩的な顕微鏡を買ってもらったことが、彼のその後の人生を方向付けしたのであろう。ギムナジウムに通っていたときでも顕微鏡を手離すことはなかったという逸話が残っている。

一八四〇年、ライディッヒはヴュルツブルク大学医学部の学生として登録された。当時のヴュルツブルク大学医学部は非常に評価が高く、著名な先生の下で学ぶ機会を得た。次の年には、大学はケリカーやウィルヒョウなど世界的に有名な教授を集めた。

一八五七年ライディッヒはチュービンゲン大学の動物学と比較解剖学の教授になった。一八七五年には、ボン大学解剖学教授の地位を受諾した。ボン大学解剖学教室は二つに分かれており、彼は比較解剖学と組織学そして胎生学部門の教授となり、一八八七年まで勤めた。一八九六年に激しい流行性感冒に罹り、一九〇八年八六歳で亡くなった。

ライディッヒの出版した動物学の著書には、多くの新しい種を記載・命名した彼の名前が学術用語に残っている。ミミズはアンヒィカエタ・ライディギ、ナメクジはベロニセラ・ライディギ、ミジンコはライディギア・ライディギなどである。皮肉なことに、ライディッヒの哺乳類に関する数少ない仕事の一つは彼の名前を不朽にした。

一八五〇年、彼は新しく発刊した『ドイツ動物学会雑誌』にさまざまな種のオス（ヒト以外の哺乳類としてコウモリ、カンガルー、ネズミ、ブタ、ウマ、ネコ）の生殖器の組織学に関する論文を投稿した。それは精嚢、前立腺、精巣上体、精管、カウパー腺および精巣に焦点を当て、詳細な観察結果を記載したものであった。しかし残念なことに、精細管内の精子や精子形成などは、すでにケリカーたちにより報告されていたので、彼は精巣の血管、色素沈着などのほか、他の研究者が見逃していた精細管の間に観察された間質組織細胞集団について記載したのである（注、一二一頁絵図参照）。

精細管の間の間質に塊として存在している細胞集団についての彼の記載は、精巣のテストステロン産生間質細胞の最初の記載であって、今日これを「ライディッヒ細胞」として知られている。しかし、彼はこの細胞群が内分泌の性格をもっていることには気付いていなかった。一九八一年、オーベルとスキアグラが病理年報 Pathology Annual に記しているように、ライディッヒが活躍した時代では顕微鏡は未完成であり、組織学的手法も未熟であった。こうした点を考慮すれば、彼の発見は偉大な業績として評価される。

第三節　男性機能の解明

ライディッヒが発見したのは動物の試料のみであったが、一八五四年にはケリカーがヒトの試料を用いて精巣を検索し、ヒトにも間質細胞が存在することを確認した。しかし、ライディッヒ細胞が男性の二次性徴を支配して内分泌作用を発揮している可能性について記した論文は、一八九〇年代までは見当たらなかった。内分泌腺という考えは、すでに膵臓、甲状腺のほか、新しく発見された内分泌臓器で確定されていたが、精巣が内分泌臓器であるという確かな情報は、ブラウン・セカールの実験からであった。

シャルル・エドワ・ブラウン・セカール（一八一七―一八九四年）は、米国人ブラウンを父、フランス人セカールを母として、インド洋モーリシャス島で生まれた。数十年間内分泌病理学を研究し、一八五六年には動物の副腎を摘出したときの効果に関する論文を提出した。これは内分泌学の最初の研究であった。彼は精巣に加え、甲状腺、副腎、膵臓、肝臓、脾臓、腎臓などにも病気の治療に役立つ、何らかの分泌物が含まれていると確信していた。

ブラウン・セカールは、さらに彼の名前を不朽にした自己実験を行った。具体的には、一八八九年パリの生物学会の前に、彼はイヌやモルモットの精巣抽出物を自己注射したのである。その結果、体力は増強し、精神的活力に満ち、食欲も増進したと報告した。彼のこの自己実験の結果は、世界中の研究者を驚かせ刺激した。

しかし、この実験結果からライディッヒ細胞の機能について考える研究者はいなかった。それでも、ライディッヒが論文発表した一年前の一八四九年には内分泌学の始まりともいえる知識がベルトルトにより示された。

アーノルド・アドルフ・ベルトルト（一八〇三―一八六一年）は、一八一九年ゲッティンゲン大学で学び、一八二五年には講師となった。一八四九年には有名なニワトリの実験を行い、去勢による生理学的・行動学的な変化と、精巣から分泌される物質とを結びつける一九世紀の科学の栄誉に浴することができた人物である。すなわち、四匹の去勢雄鶏を用い、二匹は精巣を移植したところ、これらは正常雄鶏となった。しかし残りは去勢した食肉用ニワトリのままであった。そこで、ベルトルトは「精巣は血液を介して、全身の器官に影響を与えている」と結論付けた。

ベルトルトの実験は、体全体に男性化（雄性化）が保持されていたことを証明した。当時男性化は中枢神経を通して伝達していると考えられていたが、実験結果から神経は切断されており、血流を介して精巣から産生された物質が雄の性徴を促したと考えるべきであった。しかしこの説は当時受け入れられることはなかった。

ポール・ブアンとパウロ・アンセルは、ライディッヒ細胞において男性ホルモンが生成され、分泌されているとの仮説を立てて実験を行った。ブタや他の動物のライディッヒ細胞を用い、正常状態と病的状態で観察した。その結果、次の四点が導かれた。

（一）ライディッヒ細胞は分泌細胞であることで、精巣における唯一の分泌能を有している。そして、精細管が不活発になったときには、逆に分泌物が多くなることより、両者は無関係ではない。

（二）ある病的状態にしたとき、精細管は萎縮するが、ライディッヒ細胞はそれでも発達肥大しており、二次性徴は正常である。なお、病的状態の作製は、停留精巣にしたり、放射線を浴びせたり、また血管結紮や移植などで行った。

(三) 胎生期では精細管は未発達であるが、ライディッヒ細胞はすでに発達していた。これは男性性器発育のためのホルモンの刺激はライディッヒ細胞に由来していると推測される。

(四) ライディッヒ細胞は直接精細管に栄養を与えてはいない。動物のライディッヒ細胞は精細管から離れているものが多いため、栄養細胞である可能性は少ない。

一九〇三年から一九〇五年にかけてのブアンとアンセルの所見では、ライディッヒ細胞から男性ホルモンが産生されると推測されたが、直接の証明ではなかった。

ブアンとアンセルの仮説に対して多くの意見がなされたが、いずれも建設的ではなかった。一九三〇年頃にはライディッヒ細胞が男性ホルモン産生器官であるとほぼ意見の一致をみてきていたが、一九三一年には男性ホルモンが純化され構造式が同定された。

第五章　テストステロンの抽出と局在

テストステロンの抽出に関しては、アドルフ・ブーテナント（一九〇三―一九九五年）を挙げなければならない。彼はマールブルク大学と、一九二七年にゲッティンゲン大学を卒業し同大学の化学教室のアドルフ・ヴィンダウス教授の指導を受けコレステロールの研究を行っていた。ヴィンダウスは一九二八年には性ホルモンやビタミンの仕事でノーベル化学賞を授与されていた。

一九二九年にはブーテナントは妊婦の尿から純粋な性ホルモンであるエストロンを初めて分離した。さらに彼は、莫大な量の警官の尿を用いて一五ミリグラムの純粋な物質を分離した。その尿の量は一万五〇〇〇から二万五〇〇〇リットルであったという。ブーテナントはこの物質を、アンドロステロンとして同定した。この意味は、アンドロ＝男性、ステロ＝ステロイド、オン＝ケトンであり、彼はその所見を、一九三一年にハンブルク化学学会で発表した。

アンドロステロンの構造式に関する彼の考えは、一九三四年にチューリッヒの科学者であるレオポルト・ルジチカがこのホルモンを合成したときに確証された。

精巣がより強力なアンドロゲン作用を有していることは証明されていた。一九三五年にオランダのオスにあるオルガノン社に所属していたデイビッドらが新しく分離し、そのホルモンの名前を提唱した。すなわち、テスト＝精巣、ステロ＝ステロイド、オン＝ケトンである。

ベルリンにあるシェーリング社から資金提供を受けて研究していたブーテナントらは『コレステロールからテストステロンを合成する方法』と題する論文を『ドイツ生理化学学会誌』に提出して受理され、テストステロンの合成が行われた。

ブーテナントの論文が現れたちょうど一週間後に、ルジチカらによる『精巣ホルモンの人工的合成について』と題する論文が『化学論文雑誌』に発表された。そして彼らは特許を申請した。

その後、ルジチカとブーテナントはこの一連の仕事に対し一九三九年のノーベル化学賞を受けることになった。しかしブーテナントについては、当時のナチス政府が受賞を禁じたため辞退し、第二次世界大戦後になってから授与された。

テストステロンの合成に関しては一九三〇年代で解決できたが、その局在は未解決のままであった。

一九五〇年代になって組織化学の進展により、多くの酵素系の局在が明らかとなってきた。一九四〇年代後半、ミネソタ大学の医学生であったリー・ワッテンバーグは組織化学に興味を持ち、当時の組織化学の大御所であったデビッド・グリックの研究員となった。一九五〇年に医師となり、病理学教室での地位を得た。

彼は特に脱水素酵素の局在に興味を持ち、テトラゾリウム塩を用いた組織化学の先駆者となり、ステロイドホルモンの生合成に欠くことのできない三ベータ・ハイドロオキシ・ステロイド・脱水素酵素ＨＳＤの検出にこれを用いることを試みた。そして、組織上に暗く難溶性のフォルモザンの反応物が三ベータ・ＨＳＤを含む細胞上に検出されるはずである。

一九五八年ワッテンバーグはこの方法を副腎、卵巣、そして精巣に行った。その結果は、家兎精巣の間質細胞に反応物を認めることができた。すなわち、ライディッヒ細胞にアンドロゲンが存在することを直接証明したことになったのである。

一九六五年にケント・クリステンセンとノーマン・マソンによりライディッヒ細胞がアンドロゲン産生細胞であるという生化学的な面からも証明された。彼らはラット精巣を精細管と間質組織とに分離し、同位元素付きステロイド前駆物質を用いて分析した。

最初は前駆物質としてC－14をラベルした酢酸ナトリウムを用いたが失敗した。これは酢酸ナトリウムがあまりにも初期の前駆物質であったためと推察される。そこでプロゲステロンにC－14をラベルして実験を行ったところ、間質組織と精細管の比はアンドロステロンで四・一から九・六倍、テストステロンで二・六から四・四倍を示した。

これは間質組織にてプロゲステロンからテストステロンに変換されていることを示した直接の証明であった。

〈エピソード〉尿道ブジーといえば、ディッテル型、ベニケ型があるが、筆者が慣れ親しんだのはディッテル型である。ディッテル氏とは一九世紀後半のウィーン大学教授であったが、どのような人物かは日本泌尿器病学会初代会長の朝倉文三教授が皮膚科及泌尿器科学雑誌に投稿しているのでここに記したい。

『余がウィーン在のとき、氏の手術を傍観したが、腰屈み、手が震える白髪の老翁も、ひとたびメスを執て手術台に臨めば、意気俄に凜然として、立ち振るまい少しも壮者に劣ざりしは、観るものをして常に感嘆せざるを得ない』と述べている。日本にもこのような老泌尿器科医がどこかにいるかもしれない。

第五部　古典的泌尿器放射線学の変遷

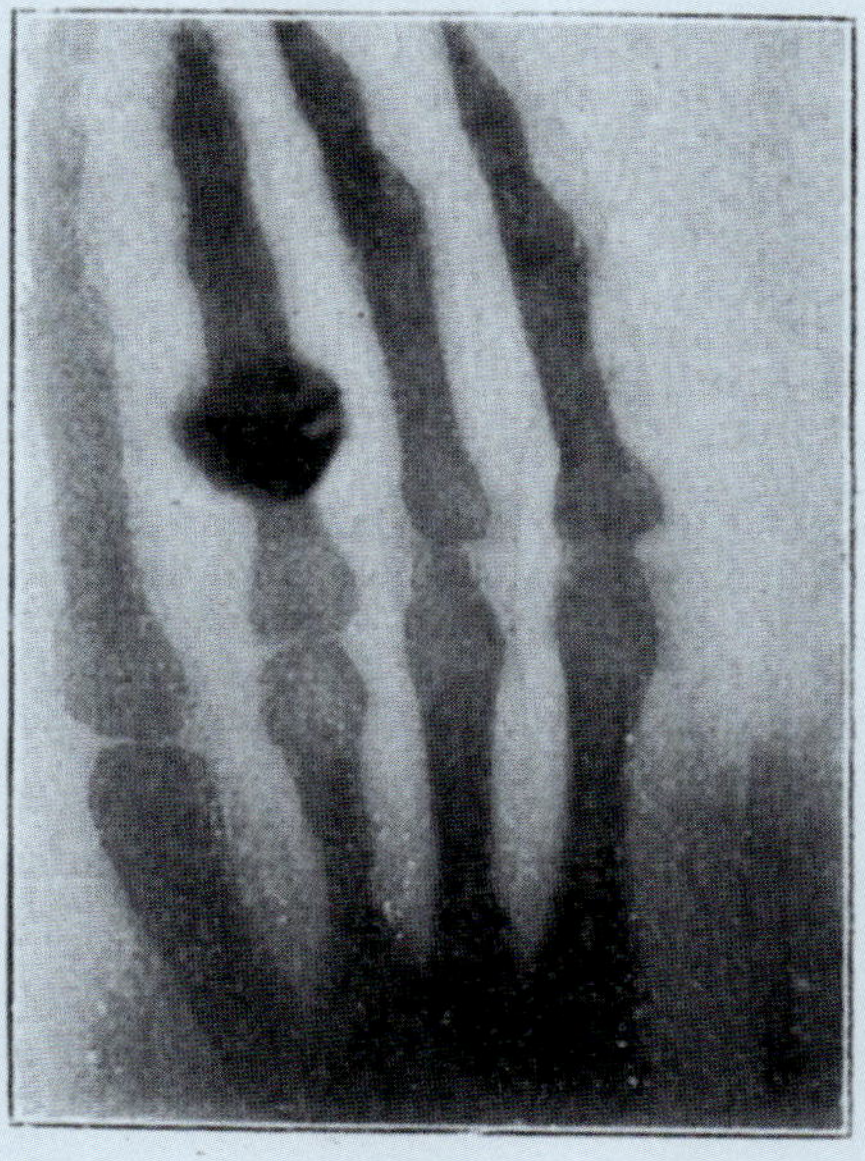

世界初のエックス線写真、レントゲン夫人の指といわれている

要約　エックス線による泌尿器科疾患の診断術は逆行性腎盂造影から始まった。その後、経静脈性の尿路造影が試みられたが、造影効果に優れ副作用のない造影剤はいまだ入手不可能であった。試行錯誤の末、一九二九年にリヒテンベルクとスウィックによって開発された経静脈性尿路造影ＩＶＵは、一定の評価を得ることができた。

以後、ＩＶＵは尿路診断の中心的役割を果たし、さらに実質臓器の詳細な画像を得るために後腹膜気体（充気）造影や大動脈造影などが施行された。

しかし、近年のデジタル画像の発達により、古典的画像診断法の多くは過去の遺物として葬むられた。然るに、これらの手段は泌尿器画像診断の基礎になっており、この点を医史学上から考察した。

第一章　はじめに

泌尿器科領域の画像診断法といえば、超音波、CT、MRIないしは核医学、PETという近代武器であり、通常のエックス線による診断は影を潜めた感じである。特に実質臓器である腎臓、副腎などの輪郭、内部構造を立体的に描出できるデジタル画像はこれに勝るものはない。然るに、古典的な画像診断は検体検査、内視鏡診断とともに泌尿器疾患診断の基本であり、これらを熟達してこそ画像診断術もさらに上達してくるものと信じている。ただし古典的エックス線診断の中には、大きい侵襲、その合併症などによりすでに排除された方法もあり、本論ではこれらの方法の使用を薦めるものではない。

ここでは、エックス線を介したアナログ画像の世界ではどのような方法で泌尿器科疾患診断を行ってきたのか、いかに苦労して現在に至ったのかにつき、その歴史的過程を述べる。

第二章　経静脈性尿路造影（ＩＶＵ）に至るまで

レントゲンによるエックス線の発見は、科学の発展史の中でも最も優れた快挙の一つといえるであろう（注、一四五頁絵図参照）。

一八九五年ヴィルヘルム・コンラート・レントゲンは陰極線について研究をしていた際、偶然に未知なる放射線を発見した。彼はこれをエックス線と呼んだ。そのエックス線は、脂肪、血液、筋肉を通過するが、骨、ガラスのほか多くの金属は通過しない非透過性であることが判明した。そのことから骨の病的状態や、異物の位置を見出せる可能性があり、医学への応用が示唆された。

レントゲンによるエックス線の発見以来、泌尿器科医はエックス線が尿路結石の診断に役立つのではないかと考えてきた。

グラスゴーのジョン・マッキンタイアーはエックス線によりこの目的を達成し、一八九六年『ランセット』に最初の症例を報告した。まずは対照実験として摘出した腎結石に体外で一分間のエックス線照射を行ったところ、結石の輪郭、内部構造まで描出することができた。そこで同様の条件で五人の腎結石患者と思われる患者に照射し撮影したが、陰影の画像を得ることができなかった。次に条件を変えて一二分間の露出を行ったところ、結石の陰影が映し出され、この所見は手術で確認された。

一八九七年ハリー・フェンリックは三四例の腎結石手術を行っており、良好な結果を得ていたが、しばしば腎臓内の小結石を見逃すことがあった。そのような失敗をエックス線で回避できるか否か、手術で腎臓を露出して小結石の有無をエックス線で撮影した。二例に術中撮影を行った結果、結石を見い出すことができた。すなわち、臨床例でのエックス線診断の有用性を論文で示した。

おそらく、尿路撮影を最初に試みたのは一八九七年テオドール・タフィーである。彼は、放射線非透過尿管カテーテルが尿路疾患の診断には有用であることを示した。

一九〇五年フェンリックは「放射線による画像は判読するには未熟である。尿管結石であるかどうかの確認はカテーテルを挿入して、それから撮影するのがよい」と述べ症例を提示した。ある少女が腹痛で来院し、結石様陰影を認めた。尿管結石か否か尿管カテーテルを挿入してみたところ、尿管の部位から離れていることが判明した。さらに開腹により尿管結石は存在せず、腸間膜の石灰化であることが確認されたという。つまり、骨盤内の石灰化についても、尿管カテーテルを用いることで尿管結石との鑑別が可能であると述べた。

最初に腎盂尿管を描き出すことに成功したのは、一九〇六年フリッツ・ブェルカーとアレキサンダー・リヒテンベルクであった。彼らは二パーセントのコラルゴール液を腎盂内に注入し、腎盂尿管を描き出すことを達成したのである。のちにこれは逆行性腎盂造影と呼ばれるようになる新しい診断技術であり、精確な診断が可能となった。

当時最も多く使用されていた造影剤はコラルゴール液であったが、これは未消毒のため感染の危険があり、また高価であった。

一九一三年ハワード・ケリーらは五パーセントのヨウ化銀の乳剤を用いて腎盂造影を行った。そして一〇パーセントのコラルゴール液で得られた画像と同程度の満足度であり、無菌的で刺激の少ないものであったと報告した。

このように造影剤の問題は未解決ではあったが、ブェルカーとリヒテンベルクにより開拓された逆行性腎盂造影は、画像診断として先駆けの新しい分野であった。泌尿器科疾患では、もはや多分あるいは臨床的印象といった言葉は捨て去られ、科学的方法により精確な診断が可能となった。

しかし、膀胱鏡と逆行性腎盂造影により行われてきた画像診断法でも探索不可能となる症例もしばしば認められた。例えば尿路結核、大きな膀胱腫瘍、巨大な前立腺肥大症などで、そのような場合は精確な診断ができなかった。

ＩＶＵは最初メイヨー・クリニックのイール・オスボーンらにより企てられ、一九一八年から梅毒患者にヨウ化ナトリウムの経口または経静脈性投与が検討された。種々の濃度を投与した結果、腎盂像は薄い形態が映し出されたのみであったが、それでも膀胱像は病的状態を診断するのに十分な所見が得られた。その後、造影剤の開発は熾烈を極めたが、ヨードの吸収が悪かったせいもあり、いずれの成績も腎盂を描出するにはあまりにも薄かった。

一九二九年リヒテンベルクとスウィックは、ウロセレクタンという造影剤を開発した。それは四二パーセントのヨードを含むことからＩＶＵには最適の物質であったと報告された。

第三章　リヒテンベルクとスウィック

経静脈性尿路造影ＩＶＵは多くの人たちによって、開発、改良されてきたが、特にリヒテンベルクとスウィックの二人の努力で完成したといっても過言ではない。初期段階ではＩＶＵは懐疑と懸念をもって迎えられたが、その後追試験でその利点が明らかとなり、臨床応用の最先端に躍り出たのである。

ここで、功績のあった二人につき記してみたいと思う。

アレキサンダー・リヒテンベルク（一八八〇―一九四九年）は五人兄弟の一番上で、ハンガリーのブダペストで生まれた。父コルネルは教養があり、著名な眼科医であった。母はユダヤ系の家柄で、ブダペストの銀行家の娘であった。このような上流階級の教養と医学的雰囲気の中で育ったため、医学の道を歩み始めたのは驚くに値しない。

一九〇二年にブダペストの医学校を卒業後、ドイツの大学のチェルニー教授（注、ビルロートの弟子で、腎摘除術を世界で最初に行ったシモン教授の後継者）の下で勉強するため、直ちにハイデルベルク大学に移った。リヒテンベルクの研究活動の源泉はチェルニー教授からの刺激であり、ほどなく泌尿器科学の方向へと向かった。一九〇六年にはブェルカーと共著で逆行性腎盂造影の最初の論文を発表した。

一九〇八年、リヒテンベルクは彼の活動拠点をストラスブルクへと移した。ストラスブルクはアルザス地方にあり、二度にわたりフランス領になったが、そこには一般外科、泌尿器科、整形外科分野の研究的な仕事を学ぶにふさわしいドイツ外科センターがあった。彼はマデルング教授に師事し、教授はリヒテンベルクの学問的才能を評価し教職を推薦した。

しかし、彼はハンガリー市民であり、ドイツ軍隊の兵役を務めることが必要であった。第一次世界大戦のとき、リヒテンベルクは連隊付きの外科医として出兵し、ハンガリーの大きな陸軍病院の主任として勤務した。

一九一七年第一次世界大戦がまだ終わっていないときに、ウィーンのユダヤ銀行の幹部の娘リリー・シュネイダーと結婚した。

リヒテンベルクはベルリンにある聖ヘドウィグ病院泌尿器科に勤務した一九二四年からの一〇年間は、経歴の中で最も充実した時期であった。多くの学生、研修医、助手、准教授そして近隣遠方から有名な泌尿器科医などが彼の影響力の下に集まり、リヒテンベルクは有名な泌尿器科部門を築き上げたのである。

リヒテンベルクは四分の一ユダヤ人、彼の妻と子供もユダヤ人であった。リヒテンベルク自身、政治的活動はしていなかったが、その幸福な時期は長くは続かなかった。ヒトラーの権力が増すにつれ、反ユダヤ主義の芽が大きくなってきた。一九三五年に人種的な根拠から打撃を受け、教育の権限が剥脱された。そしてさらなる制限が降りかかってきたため、リヒテンベルクは彼自身で建てた聖ヘドウィグ病院の立派な泌尿器科病院を去り、故郷のブダペストに戻った。

さらにナチスの侵襲が拡大してきたため、一九三九年にリヒテンベルクはメキシコからの永久移住を受け入れる決心をした。というのは、聖ヘドウィグ病院時代の弟子で泌尿器科医のアルマゾン医師から、メキシコにおける教授職の申し出があったからであった。リヒテンベルクはメキシコ市中央鉄道病院の顧問医師として精力的に働き、多くの人に泌尿器科学を教授した。

しかし、ある政治的な理由から大学病院での正式な教職に就けなかったことで、疑いなく欲求不満状態となっていた。彼は聖ヘドウィグ病院のときに味わった地位を再び得ることはできなかった。

一九四九年六九歳で糖尿病、動脈硬化とそれらの合併症で死亡した。

聖ヘドウィグ病院で最後の助手であったアルケン教授は、「リヒテンベルク教授は生涯行ってきた彼の研究が、彼を忘れることのない弟子に引き継がれていることがわかると、安らかな眠りに就いた」と一九七四年に記している。

モーセ・スウィック（一九〇〇―一九八五年）は、ニューヨーク市マンハッタン島に住んでいたゴールドスタイン夫妻の息子として生まれた。両親は、当時ロシア帝国の一部であったリトアニア出身で、一八九四年にアメリカに移住した。

一九二〇年の国勢調査の記録によると、この夫婦には四人の息子がいた。その一人モーゼス・ゴールドスタイン・スウィックは一九歳の大学生で、モーリスとして登録されていた。ユダヤ風の名前を英国風に改めたものと推測される。父アルターは肉屋を営み、母ベッシーは家庭におり、唯一英語が話せないとされた。

モーゼスは一九一八年にコロンビア大学に入学し一九二二年まで在学し、医学部志願に向けて理学士の資格を得た。彼はコロンビア大学在籍中、モーゼス・ゴールドスタイン・スウィックからモーセ・スウィックに改名した。この当時、ユダヤ人の割合は一定以下に制限（例えば、コロンビア大学医学部では一〇パーセント以下、コーネル大学医学部では四パーセント以下）されていたため、彼の改名はユダヤ人枠の対象から逃れるためであったと思われる。彼の進学にユダヤ人枠の影響はなかったと思われるが、他の大学に入学願書を提出していたかどうかは不明である。彼はドイツで卒後研修を受けているが、このことはアメリカで卒後研修を受けることがユダヤ人にとっていかに難しかったかを如実に物語っている。

彼はドイツへの留学資金としてマウントサイナイ病院からエマニュエル・リップマン奨学金を得た。そして帰国後はニューヨークのマウントサイナイ病院で生涯、研究生活を送った。一九八一年に引退し、一九八五年に胆嚢炎による敗血症がもとで亡くなった。

一九二九年にかけてのＩＶＵの一番乗りは誰かが問題であった。一九二九年にベルリン農科大学の生化学者アーサー・ビンツらは、ヨードを含む抗菌合成剤を静脈内に注射する仕事をしていた。それは中性セレクタンと呼ばれた薬品である。

そしてハンブルクの内科医であったレオポルト・リヒトヴィッツ教授はこの化合物の臨床試験を指導していた。一方、リッブマン奨学生であったスウィックはベルリンで病理学を勉強していた。

当時スウィックはリヒトヴィッツ教授の下で生化学者から次々と配給されてくる化合物を動物で試験していた。そして、ビンツの新しい化合物が腎から排泄されることが判明したため、腎臓のエックス線診断が可能ではないかと考えた。しかし、この中性セレクタンは人体に投与すると複視、吐き気、嘔吐、頭痛などの激しい副作用があった。そこでスウィックは有機ヨード合成剤の部分的な修正をビンツ教授に相談し、構造式を変えてもらった結果、辛い副作用などが減少し、明瞭な腎盂像を得ることができた。

これはリヒトヴィッツの教室でスウィックにより達成されたのであるが、さらなる患者への経験が必要であった。この仕事は大きな臨床病院である聖ヘドウィッグ病院のリヒテンベルクの許可の下で行われることとなった。その臨床試験の結果、この有機ヨウ素化合物は有望で将来性のある造影剤であることが判明した。

その時、リヒテンベルクはアメリカに出張中であったため、スウィックは彼の後援者であるマウントサイナイ病院のリップマンに、この大発見のニュースをリヒテンベルクに伝えてほしいと電報で頼んだ。リヒテンベルクはこれを受け、アメリカの研究者たちにこの成功の結果を公表した。のちに「ウロセレクタン」と呼ばれるようになる化合物の次なる仕事は、スウィックとリヒテンベルクの共同発表であった。

一九二九年第九回「ドイツ泌尿器科学会」に発表が決まったとき、ウロセレクタンの発見者としての優先権は誰にあるのか、会議での口頭発表と国家的医学雑誌に引き続き発表する筆頭著者は誰なのか、という質問が殺到した。

スウィックとリヒテンベルクは両者ともその栄誉を主張した。前者は実際に初期の動物実験そしてヒトへの投与をハンブルクのリヒトヴィッツ教授の下で行い、後者は臨床試験の拡大を聖ヘドウィグ病院で自分の責任の下で行ったという主張であった。

理事や『ドイツ医学雑誌』の編集者を含む激しい議論の末、最初の論文が妥協されて編集された。それはスウィック著『ウロセレクタン使用による腎尿路のレントゲンによる画像』という論文であった。それに続き、リヒテンベルクが筆頭著者で、若い著者のスウィックの名前が付された。『ウロセレクタンの臨床試験』という題名の論文が出された。

その後、スウィックはアメリカに帰り、そこでＩＶＵの薬剤を改良する生化学的な仕事に打ち込んだ。その結果ＩＶＵは心血管系の画像化にも引き続き応用されるようになった。

優先権に関して結果として起こった論争にもかかわらず、この記念すべき発見に関与した全ての人に十分な名声と名誉が与えられた。

すなわち、ビンツとその生化学の仲間たちは実際の化合物を供給したことに対し、「米国泌尿器科学会」で発表の機会が与えられた。

リヒテンベルクは次々と南北アメリカやヨーロッパへの旅行に出て、この新しい方法を広めていった。彼はＩＶＵを世界的に推進したことで功績を認められた。

スウィックの功績は、ヨード化合物によりＩＶＵに成功し、リヒテンベルクの指導の下で追加症例の試験を行ったことである。その後、彼は一九七五年にベルリン自由大学から名誉医学博士の称号を授与された。

第四章　実質臓器の画像診断への試み

ＩＶＵにより管腔臓器の画像診断が可能となった。つまり管腔臓器の形態異常、変形、陰影欠損、杜絶などが描出されることにより、腎盂、尿管、膀胱、尿道に至るまでの腫瘍、結石、結核、炎症、先天性奇形などの疑診断ないしは確定診断が可能となったのである。

実質臓器の異常を推定する診断法としては、単純撮影（ＫＵＢ）、ＩＶＵなどにより推定してきた。すなわち、腎盂腎杯の異常として占拠性病変やクモ足状画像などの所見が得られたとき、それらは腎実質腫瘍や多発性嚢胞腎などと診断されてきた。

このため、さらに詳細な輪郭、内部構造が検討できるような画像が得られることが望まれた。その手段が、次に述べる後腹膜気体造影法や大動脈造影法であった。

第一節　後腹膜気体造影法（ＰＲＰ）

後腹膜の構造を描出するには、コントラスト剤としてガスを用いることが試みられた。それには空気、ヘリウム、酸素、窒素などが使用されたが、最も安全なのは炭酸ガスであることが認められた。その理由として、炭酸ガスは血中に取り込まれても、直ちに肺から排出されてしまうので安全であるとされた。

一九二一年、カレリーはエキノコックス嚢胞の診断に、腹腔内への炭酸ガスの注入を試みた。しかし、ガスは後腹膜腔に入ってしまい、腎と副腎の輪郭が偶然にも明瞭に描き出された。実際に後腹膜腔にガスを注入してエックス線撮影を行ったのは、一九三五年のジョージ・カヒルで、側腹部からガスを注入する方法で「気腎法」と呼ばれた。

気腎法は片側の腎周囲にガスを注入する方法である。穿刺部位は一二肋骨下部で、背筋縁前方と腸骨窩上方の軟らかい部位に穿刺する。プチの三角部と呼ばれている部位で二〇から二二ゲージの針を刺入し腎下極に向け、腎筋膜内に達する。ここで出血がなければ、一から三リットルのガスを注入すれば、腎輪郭を得ることができる。

筆者は試みたことがないので、本手技の難易度について語ることはできないが、穿刺針が腎筋膜内に完全に入るように行うのは決して容易ではないと思われる。また、片側しかガスが浸透しないため、狭い範囲部位の診断しかできない。さらに危険な合併症である肺塞栓も報告されている。

後腹膜腔全体にガスを注入する方法として一九四七年ルイツ・リバスは経前尾骨式に気体を注入する方法を開発した（図一五）。本法は比較的容易で、普遍的な手技である。後腹膜腔全体に気体が拡散し、腎、副腎の輪郭を明瞭に描き出すことができ、さらには骨盤内臓器の描出も可能となった点は最大の長所といえる。ただし、ガスによる肺塞栓などには十分注意すべきと考える。

手技は前尾骨経由の穿刺法である。膝肘位をとり、尾骨先端を触知する。穿刺は一八から二〇ゲージ、長さ六から八センチ大の針を用いる。局所を消毒し、左手を直腸内に挿入し、右手の穿刺針を尾骨と肛門との間に刺入し、後直腸腔へと導く。ここは血管に乏しく、出血はまずない。左手の助けで穿刺針を適当な位置に誘導し固定する。

ここでガスの注入を開始する。軽い抵抗があることを確かめる。強い抵抗があるときは、臀筋に浸潤している可能性がある。全く抵抗がないときは直腸内に漏れているときである。少なくとも一五〇〇から二〇〇〇ミリリットルをゆっくりと注入する。必要ならさらに追加する。

注入後はベッドを一五度ぐらいヘッドアップし、ガスが横隔膜下まで浸透するようにする。約三〇分で十分であろう。これにより、腎、副腎、その他の後腹膜に存在する陰影を映し出すことが可能となった。

当検査法に関する合併症に関して、教科書にはどのように記載されているのであろうか。以下、ジョン・エメットの『臨床泌尿器画像読

図一五　PRP手技

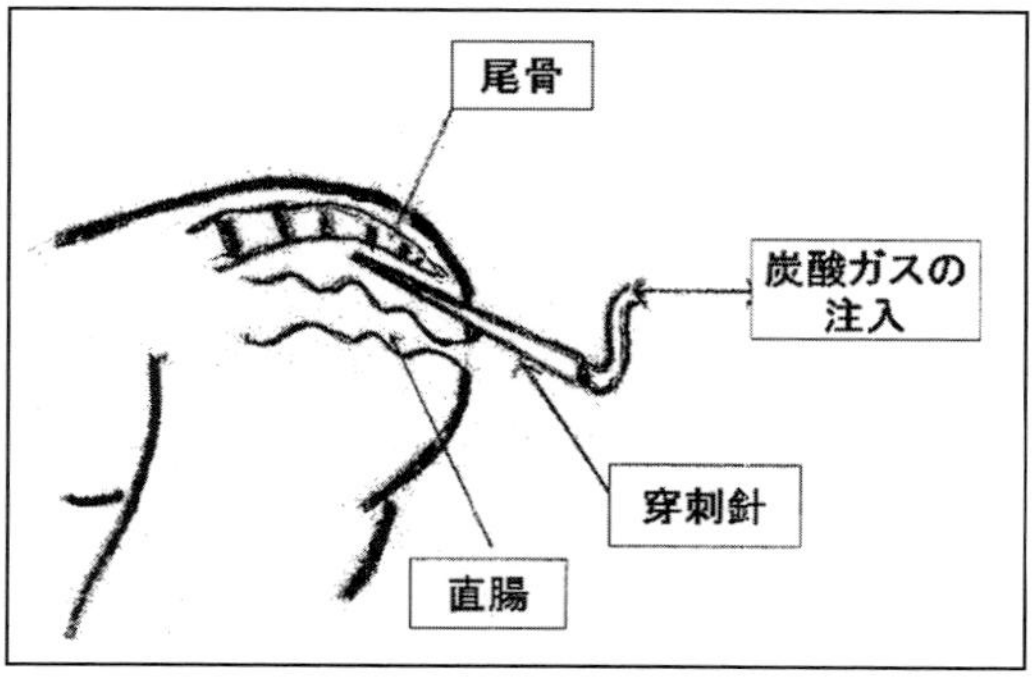

本』からの引用である。

「後腹膜気体造影法による自覚的な不快感は軽度で一時的である。この症状は腹部不快感、下腹部や背部、深呼吸時の肩部の疼痛などがあり、注入後数時間から四八時間に及ぶことがある。皮下、腹部、陰嚢、頸などに気腫が起こることがある。これは悩ましいことであるが、必ずガスは吸収されるのでそれほど深刻ではない。もし胸部痛がひどくなるようなら、それは縦隔部の気腫であるので、ガス注入は中止すべきである」。

ラルフ・ランデスとチャールス・ランソンによると、全世界でのPRP検査施行症例一万二〇〇〇例中、肺塞栓は一二二例に認められ、五八例の死亡すなわち死亡率は〇・五パーセントであったという。

PRPによる副腎腫瘍の診断に関しては非常に興味がある。正常でも、右副腎は単純PRP撮影にて、右腎上極の上にしばしば小さな三角形の陰影として認められる。左副腎は半月状で、左腎上極の中央寄りに短い足を伸ばす陰影を示す。腎は腎筋膜内を自由に動くが、副腎は腎筋膜の上極または横隔膜に付着している。そのため、腎下垂の症例でも副腎は下がることはない。もし腎と副腎の陰影が重なっているようであれば、立位で撮影すればよい。

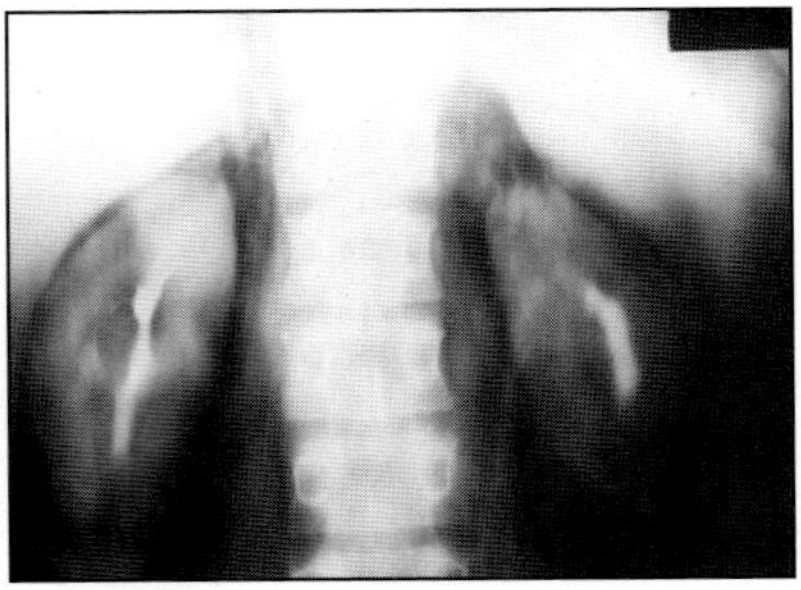
図一六　左副腎腫瘍

径五センチ以上の腫瘍であれば、単純PRPで診断可能である。PRPに断層写真の併用は有意義であり、特にクッシング症候群における腫瘍と過形成との鑑別には有用である。自験例として古くは副腎腫瘍の局在診断がしばしば可能となった（図一六）。

第二節　大動脈造影法

大動脈造影法は一九三一年レイナルド・ドス・サントスらにより導入された。これは腹部大動脈に直接針を刺し、造影剤を注入する方法である。

診断のために大動脈に盲目的に穿刺することに対しては多くの批判が起こった。すなわち、出血、血栓形成、塞栓、解離性動脈瘤の発生、近隣臓器の損傷など安全性が危惧されたためである。特に重大な警告がイヌの実験結果から明らかとなった。

一九三六年ヘンラインとムーアが一九匹のイヌに対して原法通りに背部から大動脈穿刺を行ったところ、そのうちの五匹は動脈穿刺後直ちに出血のため死亡し、三匹は薬品の副作用で死亡した。残りの一一匹については完全に回復後、大動脈および臓器の確認を行ったところ、大動脈の損傷が明らかであった。以上より、少なくともイヌでは本術式は危険きわまりなく、ヒトに用いるのであれば、さらなる基礎的な実験と十分な注意が必要であることを彼らは強調した。

しかし、ドス・サントスは、イヌはヒトに比べて大動脈穿刺で出血しやすいこと、それにヨード過敏が強いと反論した。

確かに大動脈穿刺法により得られた画像は明瞭で魅惑的であったため、一九四七年までフランス、イタリア、スペイン、そして米国などで追試が行われた。

ネルソンは予備論文の報告で数例に施行し、よい画像を得た。合併症としてヨード過敏症を四例に併発したが、ＩＶＵのときより症状は軽く、また大動脈損傷は少ないのではないかと述べている。この手技はアメリカで承認されている最新の医療器具を用いて死亡率、合併症を少なくすることができると述べた。実際、大動脈穿刺で多少の出血が起こることは事実であり、穿刺には細い針が用いられた。

方法については、患者を腹臥位にして、造影剤用、及び生食用の注射器を用意する。穿刺部位は正中より四横指左、一二肋骨一センチ下部である。その地点から四五度正中、頭方に向けて穿刺を開始する。その方向は一二肋骨と平行である。

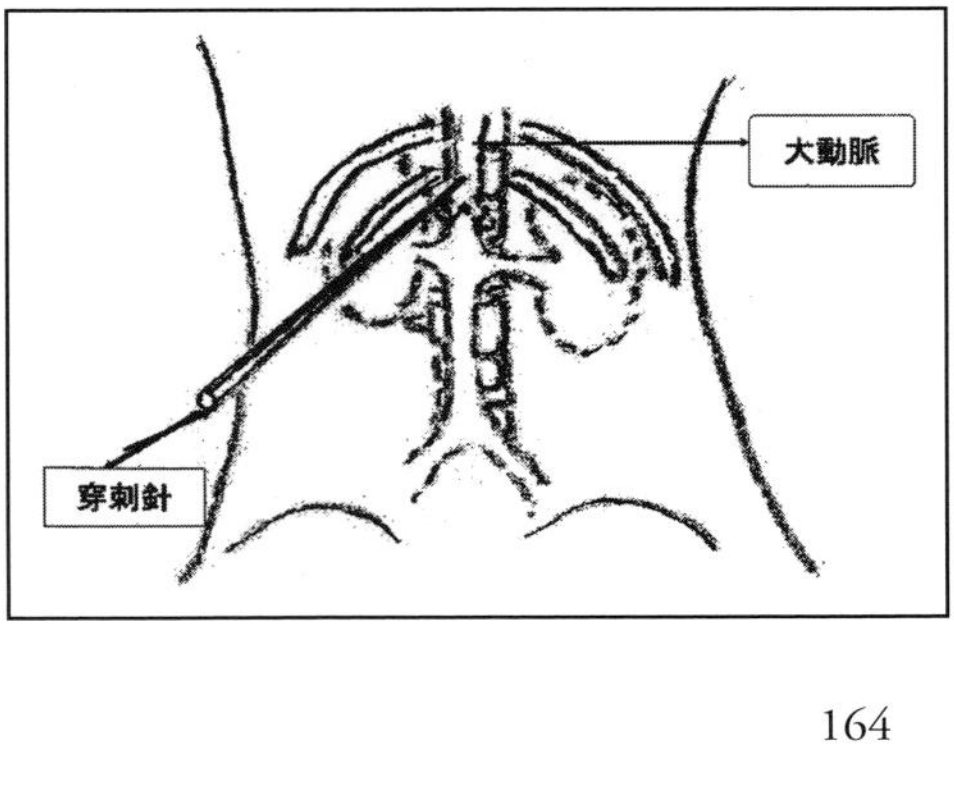

図一七　大動脈穿刺

ドス・サントスのいう上腸間膜動脈の分枝点に近い危険領域を避け、腎動脈などを描出するためには、良好な部位は一二胸椎の部位である。針を進めて一二胸椎の側壁に当たったら、そのままずらして進めると拍動を触れる。大動脈に触れたことを確認して刺入すれば動脈血の流出をみる。さらに生食を注入して良好なことを確認したのち造影剤を急速に注入し、一五ミリリットル入ったところで撮影を開始する。撮影後の処置は、しばらくの安静以外にはない（図一七）。

本撮影法により明瞭な画像、動脈層が得られたが、一発撮りであり、重篤な合併症の危険性から他の方法の開発が望まれた。

一九三六年東京大学の市川篤二は大腿動脈経由の逆行性大動脈撮影法を提唱した。さらに市川式として、現代でも通用する画像を提示した（図一八）。これにより、容易、安全かつ再現性のある撮影法であることがドイツ学会で認められた。

市川式について述べると、大腿動脈の分枝である股動脈の一部を観血的に露出して動脈を切開し、そこから尿管カテーテルを挿入して任意の高さまでもっていき留置する。そこで造影剤を注入して撮影するという方法である。

市川式は感覚的にも危険性は少なかったが、残念なことに欧米人の目に触れることが少なかったようであり、ファリナスが逆行性大動脈造影法の先駆者となった。

一九四一年ファリナスは尿管カテーテルを用いて、大腿動脈を露出してから挿入し、腎動脈を描出することに成功した。しかし、本法が発展しなかった最大の理由は、薄壁で軟らかく屈曲し

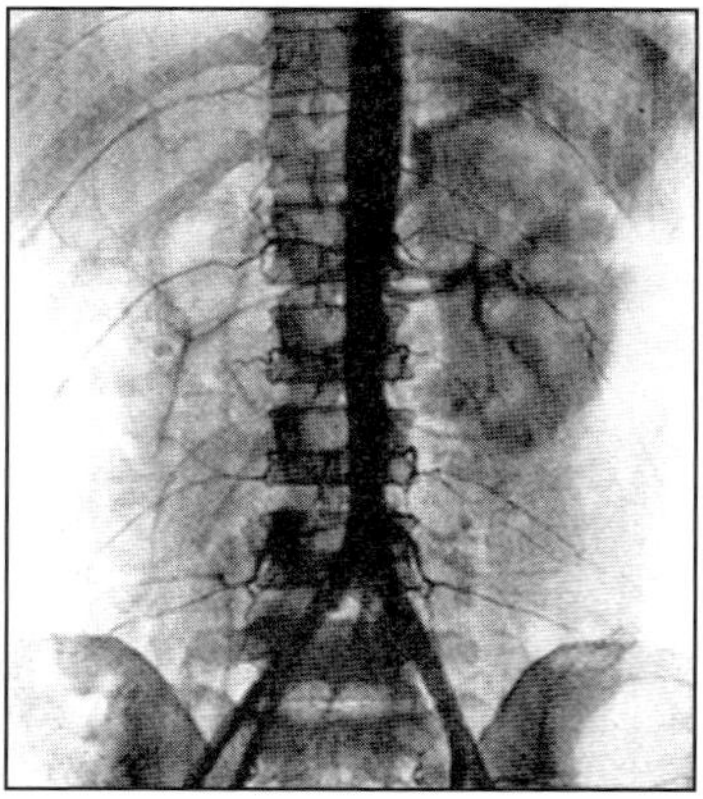

図一八　市川式撮影法

やすいカテーテルが入手不可能であり、また動脈穿刺のために、動脈を露出する方法がとられたためであった。

一九五三年スエン・イバン・セルディンガーは、これらの問題を克服することに成功した。彼が考案した方法は、大腿動脈経由での大動脈造影である。まず、内筒付き穿刺針を大腿動脈に穿刺する。穿刺針の内筒を抜去すれば動脈血の流出をみる。そこで可撓性のガイドワイヤーを挿入し、その上にかぶせるようにしてカテーテルを挿入する方法である。しかるべき位置にカテーテルを留置し、ガイドワイヤーを抜去したのち、造影剤を注入して撮影する。彼は四〇例の動脈造影の結果を発表した。

本法はセルディンガー法と呼ばれ、侵襲が少なく、出血も最小限で、大動脈造影だけでなく腎動脈に挿入し選択的腎動脈造影も可能となった。さらには同法を用いて下大静脈造影、副腎静脈造影なども行われた。

以後、ドス・サントスの大動脈穿刺法は消え去り、同法を経験した泌尿器科医、放射線医も皆無となった。

〈こぼれ話〉エックス線を発見したレントゲンは、ドイツ人の父、オランダ人の母の間に生まれ、国籍はオランダ人であった。ヨーロッパの多くの人でもレントゲンはドイツ人だと思っていたらしい。

高校を卒業していなかったが、ようやくヴュルツブルク大学の教授となったという変わり者であった。また実験の鬼といわれ、エックス線を発見したときはすでに五〇歳で、学部長の身でありながら研究室に泊まり込んでいたという。第一回ノーベル物理学賞を受賞したが、レントゲンは発表が非常に嫌いだったらしく受賞講演を行わなかった歴史上唯一の人物であった。

第六部　本邦における膀胱にまつわる医史学

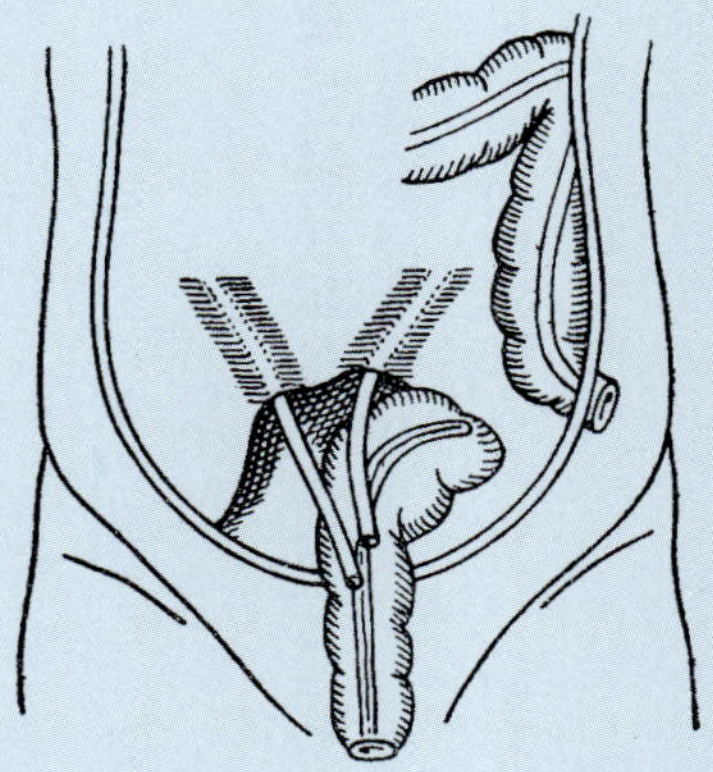

コッフィー・ウサデル法の術式図

要約　本邦において、膀胱は五臓六腑に属していた重要な臓器であったが、現代医学の観点から、膀胱の注目度は決して高くはなかった。

江戸時代中期、杉田玄白らは蘭学医学を解体新書として翻訳し、西洋医学の発展を促した。膀胱に関する治療として、本間玄調による切石術が記録されている。

明治以降、解剖学病理学の進展とともに、泌尿器科学の発展を見るところとなった。明治二九年には膀胱腫瘍の症例報告とともに病理解剖も行われた。

膀胱腫瘍の治療は、明治末期阿久津三郎により膀胱乳頭腫には膀胱鏡による内視鏡手術が行われた。さらに膀胱全摘除術も明治三八年には施行された。

しかし、膀胱全摘には尿路の確保が必須であり、種々の尿路変向術が試みられた。昭和中期に回腸導管が導入されて以降、膀胱全摘除術も安定した術式に組み入れられた。

第一章　江戸時代における膀胱の記載

西欧では一六世紀になると人体解剖が行われるようになり、膀胱の形態機能および病的状態の研究が進んだ。一九世紀に入ると、膀胱全摘除術、尿路変向術などの外科的処置も、試行錯誤の段階から成熟段階になってきた。

膀胱は尿を溜める臓器として古来より認識されていたものの、医学的に記載されたのは安永三年（一七七四年）に発刊された『解体新書』であった。『解体新書』はオランダ人医師ヨハン・アダム・クルムス著の医学書（Anatomische Tabellen）のオランダ語版『ターヘル・アナトミア』を前野良沢、杉田玄白、中川淳庵らが江戸時代翻訳したものである。

解体新書は、著者である杉田玄白自身誤訳が多いことを自覚していたため、この改訂版を弟子の大槻玄沢に依頼し、『重訂解体新書』として寛政一〇年（一七九八年）に完成し、文政九年（一八二六年）に刊行された。

膀胱については、『重訂解体新書』の中で次のような内容が記載されている。

「膀胱は下腹部にあり、その形は梨のように卵円形で中空である。その上部で広いところは嚢底といい、下部の細く尖ったところは嚢頸部または嚢口という。腹側は臍に向かい、背側は男子では直腸、女子では子宮と接する。

遠位部は恥骨に連なり、尿管（注、尿道のことであり、以下尿道と記す）となるところは外陰部に連なる。尿道は膀胱の延長であり管状である。女子では短く、男子では長く陰茎の全体を通っている。膀胱の組織は輸尿管（注、尿管のこと）と同様であって、三層の膜から成っている。それは、統膜（注、漿膜のこと）、筋様膜（注、筋層のこと）、神経様膜（注、粘膜のこと）である。膀胱には三つの孔があり、左右輸尿管が通る両側二穴、尿道となる下口の一穴である。腎臓は血液から塩辛い尿を作り、輸尿管に導かれ膀胱に至る。尿は膀胱に貯留し、満れば尿道に伝達され、最終的には体外へと排泄される」。

なお、膀胱に関する記載については、杉田玄白らによる『解体新書』の内容ともほぼ同じであった。この内容は翻訳とはいえ精確であり、特に訂正すべき解剖学的所見は見当たらなかった。

文政五年（一八二二年）池田冬蔵の『解臓図賦』も発刊されているが、膀胱に関する記載はほぼ同じであった。

一方、膀胱の病的状態についての記載は天保八年（一八三七年）、本間玄調の『瘍科秘録』に見ることができる。

本間玄調は文化元年（一八〇四年）常陸国（現在の茨城県小美玉市）に生まれた。杉田立卿、華岡青洲、シーボルトなどに師事し、華岡青洲の門下の中で最も優れた外科医であった。医術についての著作を残しているが、青洲から教わった秘術を無断で公開したとして破門された。

本文巻一〇には石瘕（せきか）として、膀胱結石一症例が紹介されている。

「一女性で陰中（注、膣のことか）へ骨のごとき物が突出していたので観察したところ、一塊の白石が見え、錐を刺して孔を穿ち、鈎を錐口へ掛けて引くに、石塊を脱出することが出来た。大きさは鴨卵の如くで、楕円にして僅かに稜角があり、その質は秋石淋石と同じであった。鋸で開くと、その中に一掴みの古い綿がみられた」（図一九）、という概略である。

北川正惇（慶應大学教授、日本泌尿器科学会第五代会長）によれば、本邦での会陰部切石術の第一号であるという。

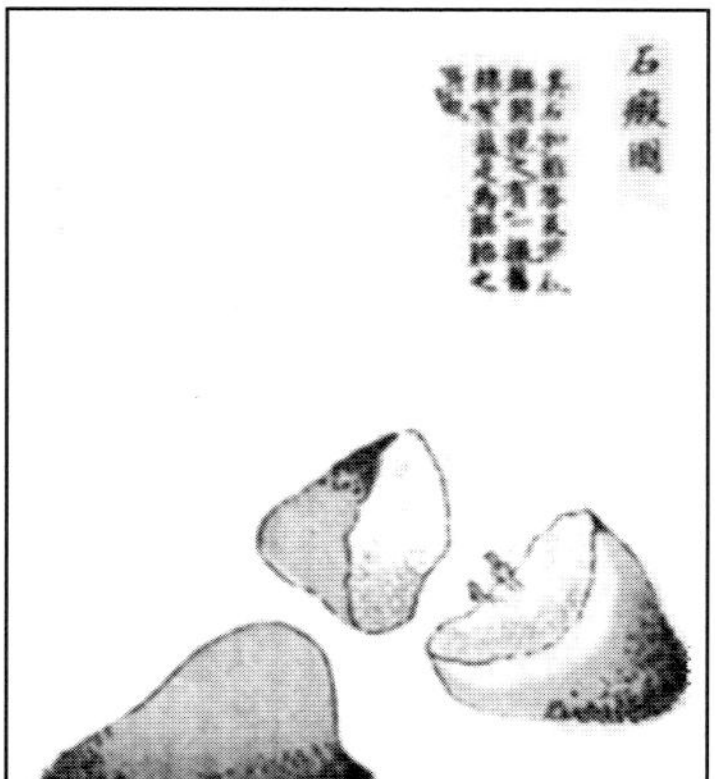

図一九　本間玄調図賦

第二章　明治初期における膀胱の記載

明治になり「文明開化の音がする」中で医学も超速の進歩を遂げてきた。

日本の解剖学の父と呼ばれた田口和美は、天保一〇年（一八三九年）武蔵国（埼玉県加須市）に生まれた。一四歳で上京し、林洞海（注、順天堂大学創始者である佐藤尚中の義兄）に和蘭医学を学び、明治三年（一八七〇年）三一歳の時、大学東校（東京大学医学部の前身）の教師となり、解剖所（注、後の解剖学教室）を三三年間主宰した。

その門下生には、わが国医学界の先駆者となった「森鴎外」や「北里柴三郎」らがいた。

田口の著した『解剖攬要』は、日本人によって書かれた最初の体系的解剖書であり、医師・医学生必携の書物となった。これは当時の泌尿器系の解剖学がどのような内容であったかを知る重要な教科書である。

「溺器は尿の分泌と排泄とを職とする。腎、輸尿管、膀胱および尿道の四部より合成するものなり。膀胱は一個の筋織膜嚢にして、輸尿管より普段輸入するところの尿を貯蓄し、平時尿の体外に流出するのを防御するの器具なり。

成人男子は小骨盤の前壁と直腸の間に位置し、女子は小骨盤の前壁と子宮および膣の間に位置する。

前面は尿道三角靭帯、恥骨孤形軟骨接合および恥骨の一部に境し、二条左右それぞれの恥骨膀胱靭帯を経由して恥骨と相接する。この靭帯は骨盤筋膜の一部にて、恥骨軟骨接合の傍より膀胱および攝護腺、女子はただ膀胱に緊張し交互の間に陰茎の背側静脈を等する凹窩を現す。

膀胱の壁質は被膜、筋組織および粘液膜の三層より形成す。被膜は纖維様結締組織より成立す。筋組織は膀胱壁の大部分を形成し、内外二層の滑平筋纖維よりなる。粘液膜は内面遊離面は層重上皮を被り、上皮は大小形状不同の細胞よりなる。粘液腺は膀胱口の直後、膀胱底の前部に当たる部位において、三角形の隆起を現す。名を膀胱三角という」。

膀胱の肉眼的、組織学的解剖学は江戸時代のそれに比べ、詳細に検討され精確に記載されてきた。特に膀胱前面の所見は現在の外科解剖と変わりない。

アントニウス・ボードイン（一八二〇―一八八五年）は長崎伝習所で教えていたヨハネス・ポンペの後任として一八六二年来日した。維新後、大学東校で教鞭をとり、その講義録が『日講紀聞』に掲載された。一一巻に膀胱腫瘍について述べられている。

「この癌、第一発癌と第二発癌とに区別す。

前者は膀胱の粘膜に生ずる息肉状癌にして、その粘膜軟化し、長茎を生じて膀胱内に懸垂す。膨張せり血管にわずかな結締織よりなるため時に出血を来す。その茎長きをもって、尿道口を閉塞することがある。

第二の癌は直腸、子宮の癌が波及するもので、内皮癌あるいは硬癌とす。婦人では膣と膀胱間、男子は膀胱と直腸の間に瘻管を生ずる。その癌軟鮮すれば、激しく出血を発することあり。治療として、息肉状癌において尿道口閉塞し、利尿できなくなれば、砕石術に用いるがごとき器械を送入して、長茎を破壊するの法あり」。

当時は原発性、続発性という専門用語が生まれていなかったためか、またはそのような概念が未熟であったのかもしれない。しかし治療法については、外科学が未発達であったにもかかわらず、砕石術様の手段を用いることも考えていたことは賞賛に値するものである。

第三章　膀胱腫瘍の症例報告とその臨床

明治期に入り、教科書には膀胱および膀胱腫瘍に関する記載がかなり精確に述べられてきたが、実際に臨床報告として発表されたのはかなり遅れてからのことであった。

明治二九年（一八九六年）に金森辰次郎により発表された膀胱腫瘍に関する論文は、本邦膀胱腫瘍の第一例目と考えられる。金森は明治元年（一八六八年）生まれで、明治二七年に東京帝大を卒業後第一病理学教室に入室。明治三二年には助教授となり、後出の山極とともに研究した。

一例目は六三歳の男性で、四年前に血尿にて外科に入院した。中央切開術で入り、腫瘍を認め焼灼したが、術後死亡した。

二例目は四二歳の男性で、緊張性腰部痛、陰茎の疼痛、血尿などあり。そら豆大の硬い腫れ物を陰茎の中央部に認め、入院後死亡した（図二〇）。

その病理解剖の結果は山極勝三郎（一八六三―一九三〇年）より、同年発表されている。

山極君曰く、「余は二種の標本を示すべし、第一種は膀胱右壁の原発性癌腫にして為に右腎の水腫および実質萎縮と、左腎の代償性肥大および膿腫とを発せるもの。

第二種は膀胱の転移性肉腫にして左腎の水腫および実質萎縮と右腎の代償性肥大および膿腫とを発せるものなり」として標本について説明した。

阿久津三郎（一八七三―一九三二年）は明治三一年東京帝国大学を卒業し、明治三三年には順天堂医院泌尿器科部長に就任し、翌年ベルリン大学、ウィーン大学の皮膚泌尿器科にて学び帰国した。日本泌尿器病学会創立に尽くした功労者で、第二代会長であった。

阿久津は多数の膀胱腫瘍を経験し、当時としては最先端の膀胱鏡にて診断した。良性（乳頭腫）に対しては内視鏡的に摘出し、また膀胱高位切開にて腫瘍を摘出した。

明治三八年（一九〇五年）、四七歳男性が終末時血尿を認め、排尿困難も出現したため入院した。膀胱鏡を試みたが、疼痛と尿意促迫のため内景を観察できなかった。クロロホルム麻酔下で高位切開したところ、底部右側に表面潰瘍を造り、基底は膀胱壁内に浸淫した硬い腫瘤を認めた。そこで、膀胱の全部を摘出し、左右の輸尿管はともに前腹壁に縫合した。さらに膀胱底部付近の硬化したリンパ節を摘出した。しかし、不幸にして術後三日目に死亡した。

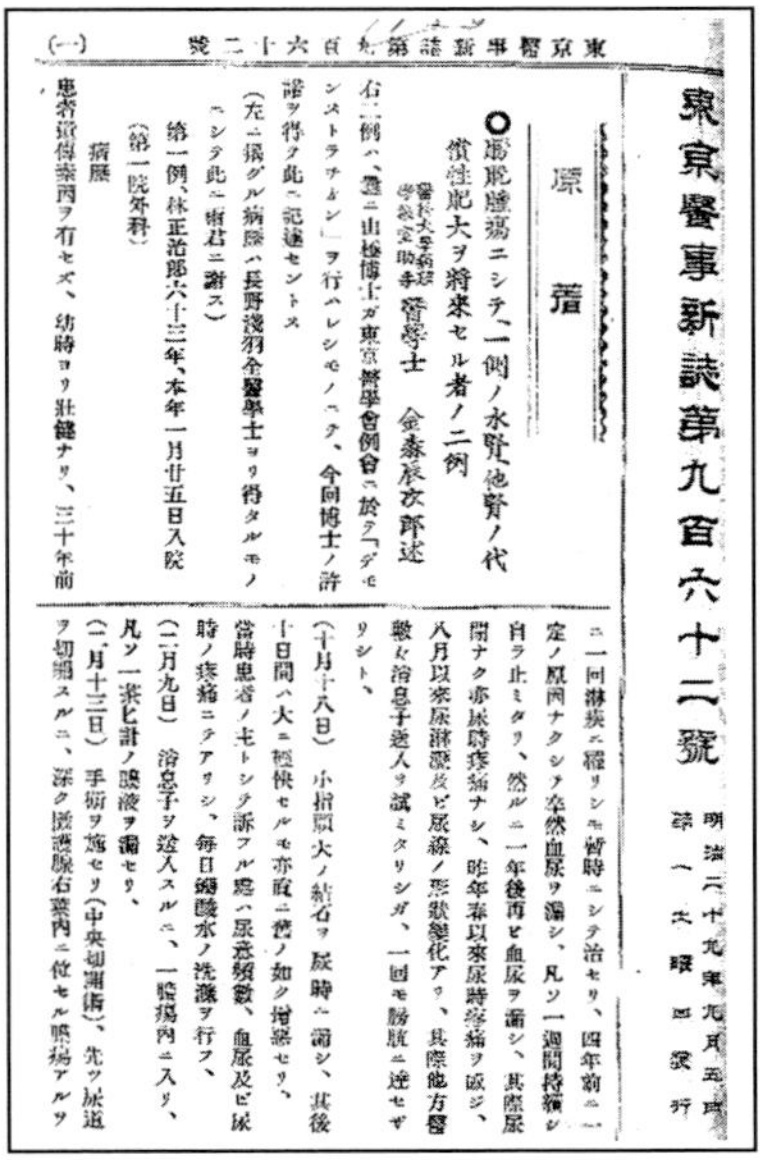
東京醫事新誌第九百六十二號　明治二十九年九月五日發行

東京醫事新誌第九百六十二號　(一)

原著

○膀胱腫瘍ニシテ一側ノ水腎他腎ノ代償性肥大ヲ将來セル者ノ二例

醫科大學病理學教室助手　醫學士　金森辰次郎述

右二例ハ、曩ニ山極博士ガ東京醫學會例會ニ於テ「デモンストラチオン」ヲ行ハレシモノニテ、今同博士ノ許諾ヲ得テ此ニ記述セントス

（左ニ掲グル病歴ハ長野淺羽全醫學士ヨリ得タルモノニシテ此ニ兩君ニ謝ス）

第一例、林正治郎六十三年、本年一月廿五日入院（第一院外科）

病歴

患者遺傳素因ヲ有セズ、幼時ヨリ壯健ナリ、三十年前ニ一回淋疾ニ罹リシモ當時ニシテ治セリ、四年前ニ一定ノ原因ナクシテ卒然血尿ヲ漏シ、凡ソ一週間持續シ自ラ止ミタリ、然ルニ一年後再ビ血尿ヲ漏シ、其際尿閉ナク亦排尿時疼痛ナシ、昨年春以來尿時疼痛ヲ感ジ、八月以來尿淋瀝及ビ尿線ノ形狀變化アリ、其際他方醫數々消息子送入ヲ試ミタリシガ、一回モ膀胱ニ達セザリシト、

（十月十八日）小指頭大ノ結石ヲ尿時ニ漏シ、其後十日間ハ大ニ輕快セルモ亦夜ニ舊ノ如ク増惡セリ、當時患者ノ主トシテ訴フル處ハ尿意頻數、血尿及ビ尿時ノ疼痛ニテアリシ、毎日硼酸水ノ洗滌ヲ行フ、

（二月九日）消息子ヲ送入スルニ、一腫瘍内ニ入リ、凡ソ一茶匕計ノ膿液ヲ漏セリ、

（二月十三日）手術ヲ施セリ（中央切開術）、先ヅ尿道ヲ切開スルニ、深ク攝護腺右葉内ニ位セル膿瘍アルヲ

図二〇　金森論文

このように浸潤性腫瘍に対して膀胱全摘除術および尿路変向として尿管皮膚瘻術を行った症例は、記録されている中では本邦第一例目である。

ここで日本泌尿器科学会の発足につき述べてみたい。明治三三年（一九〇〇年）日本皮膚病学会が土肥慶蔵教授のもとに創立され、その中に泌尿器科部門が含まれていた。さらに機関誌として『皮膚病学及泌尿器病学雑誌』が翌年から発行された。

一方、皮膚病学会員のなかで、特に泌尿器科に興味をもっていた有志により明治四五年（一九一二年）に日本泌尿器病学会が設立され、朝倉文三氏が初代会長となった。機関誌として『日本泌尿器病学会雑誌』が発行された。本学会の名称は昭和三年になって日本泌尿器科学会となり、現在に至っている。

泌尿器科学の発展は内視鏡すなわち膀胱鏡の発展によるところが多い。

本邦において膀胱鏡は明治期後半に輸入され、膀胱疾患の診断に貢献してきた。大正三年（一九一四年）、九州帝国大学の高木繁は膀胱鏡写真として尿管開口部、尿酸結石、膀胱乳頭腫などを供覧した。これは膀胱鏡写真として学会誌に発表された最初の写真であった。

坂口勇（一八八〇―一九五八年）は明治三九年に東京帝国大学を卒業後、土肥慶蔵門下となり、皮膚科梅毒学を学び、明治四一年には順天堂医院皮膚科泌尿器科医長となった。大正九年から一三年まで日本泌尿器病学会第三代会長を務めた。昭和一一年に日本泌尿器科学会の坂口賞を創設した人物である。

坂口は大正一〇年（一九二一年）「現今泌尿器系の機能、疾病の診断治療には膀胱鏡は欠くべからざるものとなってきた。その構造は複雑で製作することは不可能と考えられていたが、武井・桑原両医療器店主の熱誠なる努力により之が完成に成功し・・・独、仏、米の制作に何等譲る所なきを得たる」（図二一）と述べている。

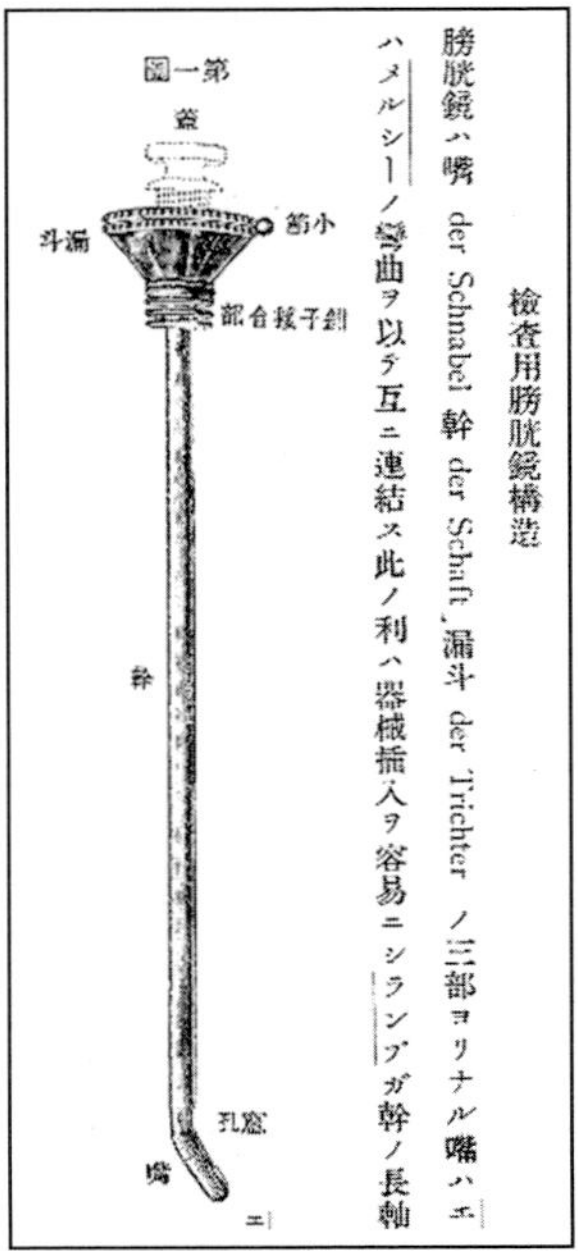
検査用膀胱鏡構造
膀胱鏡ハ嘴 der Schnabel 幹 der Schaft，漏斗 der Trichter ノ三部ヨリナル嘴ハエ
ハメルシーノ彎曲ヲ以テ互ニ連結ス此ノ利ハ器械插入ヲ容易ニシランプガ幹ノ長軸
第一圖
蓋
小節
漏斗
鉗子接合部
幹
窓孔
嘴
図二一　日本製膀胱鏡

坂口はまず、日本製の膀胱鏡を説明している。その嘴部にエジソンランプが装着されていた。太さはシャリエール二〇号、長さは二七センチメートルで現在のそれとほぼ同じである。

「膀胱鏡挿入法は、尿道粘膜を麻痺させ、カテーテルを膀胱内に挿入して膀胱を洗浄し、ホウ酸水などを一五〇ミリリットル注入する。金属カテーテルの挿入法と同一方法で膀胱内に挿入する。膀胱鏡抜去時は漏斗部の小節を上にすること。すなわち嘴部端を上方に向けて燈を消し、漏斗を患者の臍の方向に向けて抜去することであり、金属ブジーの取り扱いと同様である」。

次いで正常像および異常所見の膀胱鏡像について記されている。

「腫瘍ことに乳嘴腫は奇観を呈する。なかんづく、細い茎を有し、遊動するものは美しい。その基底部は茎ではなく広大なものの多くはすでに癌性変化をおこした癌腫である。その頂部は繊毛状またはカリフラワー状またはイチゴ状の観を呈して、しばしば出血し、膀胱壁より突出し容易に識別できる」。

最後に各種膀胱鏡について説明しているが、小児用はもとより、直像式、見返し、観流用などが用いられる。さらには汎照用とは直角なる鏡を利用して全膀胱内を照らすことができるもので、現在の切除鏡と同じである。当時、手術用膀胱鏡のみでなく、尿管鏡が作製されていたとは感激であった。

第二次世界大戦終了以前、すなわち昭和二〇年以前までに膀胱腫瘍に対する膀胱全摘除術を行った症例は少数例であった。つまり、前出の阿久津症例、後出の鈴木症例である。三例目は佐谷有吉（大阪大学教授）が大正一二年（一九二三年）に発表した症例であった。四七歳男性で、膀胱腫瘍の診断で両側尿管皮膚瘻術、次いで二次的に膀胱全摘除術を行った。術後腎機能は正常であったが、肺炎のため三ヵ月後に死亡した。

その後、数例の報告は見られたが、大戦のため学術誌は縮小され、発表の機会も制限された。しかし、戦後二年経過した時点で戦中に発表された症例が追加報告された。岩下健三（北海道大学教授）は、多分膀胱腫瘍と思われる五六歳の男性症例に対し二回に分けて尿管皮膚瘻術を施行し、引き続き膀胱全摘を行った。摘出重量は一一七グラムで転移があり、術後二九日で死亡した。本症例はすでに昭和一八年（一九四三年）の「日本泌尿器科学会第五七回札幌地方会」にて発表されていた。

膀胱全摘除術の手術成績は本邦だけでなく、欧米でも決して良好な結果ではなかった。当時は手術環境が不備であり、抗菌剤が未発達で入手不可能であった。それに尿路変向術は技術的に未熟であったのみならず、患者のＱＯＬを考慮した術式が開発されていなかったので、膀胱を全摘除するという大手術は無意味であると理解されていたのであろう。

第四章　膀胱腫瘍の病理学的討議

明治から昭和期にかけての膀胱腫瘍の病理学的所見は、現在の泌尿器科医にとってはなじみのない用語、分類が用いられていた。当時の泌尿器科病理の集大成ともいえる教科書は、慶應大学北川正惇著の『泌尿科診断法』である。そこでは膀胱腫瘍は膀胱乳嘴腫と膀胱癌とに分類されており、これは当時の標準的な考え方であった。

「膀胱乳嘴腫とは、軟性有茎性で単数または多数に発生する。大きくなり膀胱を充満することもある。好発部位は輸尿管口の側方であり、樹木の小枝の如くに分岐する絨毛より成り立っている。各絨毛の中心には多くの血管に富む結合組織がある。

腎盂に発生することがある。摘出後の瘢痕上に再発することもある。組織片が尿中に排出することもある。解剖学上では良性であるが、出血、排尿障害を起こすことから臨床上では絶対に悪性である。ツッケルカンドル氏によれば悪性に変化する傾向を有しているという。膀胱癌は種々なる形、浸潤型、瘤状型、乳嘴状型などである。初期は乳嘴腫に類似している。出血、潰瘍性変化、疼痛、尿意促進、尿に不快な臭気。転移は少なく、しかし、腎臓への合併症多く悪液質などで死亡する」と記載した。

現在の泌尿器病理学では乳嘴腫は尿路上皮乳頭腫に相当し、後者の乳嘴状型膀胱癌は現在の非浸潤性の乳頭状尿路上皮癌といえる。この医学用語の変遷を日泌尿会誌で確認してみると、第二次世界大戦終了以前は全て乳嘴腫であった。

しかし、昭和二二年（一九四七年）「日本泌尿器科学会第一三三回東京地方会」で土屋文雄は乳嘴腫と乳頭腫の両者の言葉を使用していた。市川篤二は昭和二三年（一九四八年）九月発刊の『泌尿器科学講義』に乳頭腫および乳頭状癌腫と記載し、乳嘴という言葉を排除した。

さらに、昭和二七年（一九五二年）に発刊された一九三三年から一九四九年までの日泌尿会誌の総索引は全て乳頭腫となっていた。

なお文献中ときに絨毛という用語が使用されているが、病理学の教科書を一覧しても、大正時代のそれは別として、昭和期の教科書には記載されていない。ただ一冊一九六六年『病理学各論』で膀胱腫瘍の著者翠川修は「浸潤増殖性変化をみない良性上皮性腫瘍は乳頭腫あるいは絨毛腫と呼ぶ」と書いてあり、形態学的に絨毛のようであることから呼ばれたものであろう。現在の精巣腫瘍の一型の絨毛癌とは異なるものである。

第五章　本邦の尿路変向術の歴史的変遷

膀胱腫瘍の根治療法である膀胱全摘除術は手術の難易度もさることながら、摘出後の尿路の扱いが最も重要な問題として扱われていた。本邦における膀胱全摘除術後の尿路変向術施行例はすでに述べたように、阿久津が尿管皮膚瘻術を行っている。

鈴木平十郎（京都大学外科）の大正元年（一九一二年）発表の症例は膀胱全摘除術の二例目で、腸管を利用した尿路変向術として本邦における最初の記録でもある。患者は五六歳男性。二年前からときどき血尿を認めた。尿検にて蛋白、赤血球、白血球、黄色ブドウ球菌が見られた。尿道狭窄のため膀胱鏡は使用不能であり、会陰部切開で生検を行い乳嘴腫の診断を得た。腫瘍摘出を目的として手術を施行したところ、膀胱壁は肥厚し、硬かったため膀胱全摘を行った。

そこで右輸尿管はS状結腸壁の皺壁に輸尿管外膜の一部とともに縫合し、輸尿管先端に相当する部分は腸管壁を切開して挿入し固定した（ミロトオルツェフ法）。左輸尿管は腸骨窩上方の背部皮膚を切開して後腹膜経由で皮膚に固定し、尿管カテーテルを挿入した（ロブシング法）。摘出した腫瘍は大人の手拳大で膀胱内を充実していた。組織学的には乳嘴腫の基底部その他を検索したが癌腫と診断することはできなかった。術後七日目に肺炎にて鬼籍に入った。解剖の結果、両側輸尿管は肉眼的に粘膜面平滑で腫脹はなく著変は見られなかったという所見を得た。

腸管と尿管吻合において、粘膜下トンネルによるコッフィー法での報告が見られるようになった。村上幸多の大正七年（一九一八年）報告も同様である。五一歳男性、摂護腺癌症例で尿管S状結腸吻合にて尿管を漿膜内に包埋したが、術後五日目で腎盂炎となり死亡した。

東大分院（のちの新潟大学および大阪大学教授）の楠隆光は、昭和一五年（一九四〇年）萎縮膀胱に対する尿路変向としてコッフィー・ウサデル法を採用した。同法はS状結腸を切断して人工肛門を作製し、大便を排泄させる。さらに切断端を閉鎖し、人工膀胱として大腸紐に尿管をコッフィー一法にて縫合し、尿は肛門括約筋にて禁制を保つという術式である（注、一六九頁絵図参照）。症例は二六歳女性、結核による萎縮膀胱であった。同手術を行い、排尿は昼間三から四時間、夜間八時間以上蓄尿できたという。

第二次世界大戦終了後には続々と報告がなされてきた。市川篤二は尿管腸管吻合術としてコッフィー一法を数例に行った。具体的な症例は示されていないが、化学療法などの進歩により予後が改善していると述べている。さらに、昭和二三年（一九四八年）には二五歳の膀胱癌患者にザイフェルトの腸サイフォン膀胱を作製し、満足な生活が得られたと発表した。

落合京一郎（東京医科歯科大学教授）らは昭和二四年（一九四九年）、五九歳男性の膀胱腫瘍に対してコッフィー法にて両側尿管S状結腸吻合術を行った。一ヵ月後に二次的に膀胱全摘除術を施行した。四ヵ月生存し良好な経過であった。

一方、世界に目を向けると、一八五二年に英国のサイモンが膀胱外反症の患者に尿管直腸瘻を形成したのが尿管腸管吻合術の最初といわれており、以後尿管皮膚瘻術とともに尿管腸管吻合術は尿路変向術の主流をなしてきた。一九五〇年にブリッカーは回腸による代用膀胱を形成し、良好な手術成績を残した。そのことからか、本邦においても代用膀胱としての回腸導管が作製され発表されてきた。

黒田一秀ら（北海道大学、のちの旭川医科大学教授）は、昭和三二年（一九五七年）「日本泌尿器科学会第二二回東部連合地方会」にて五年間に一三一例の尿路変向術の集積を発表した。この内訳は腎瘻術一九例、膀胱瘻三一例、尿管皮膚瘻三八例、尿管S状結腸吻合術一六例、さらに回腸膀胱を三例に作製した。この回腸膀胱がブリッカー法の回腸導管がどうかは確定できなかった。

南武（東京慈恵会医科大学教授）らは昭和三三年（一九五八年）「同学会第二三回東部連合地方会」にてブリッカー手術を三例に行い回腸導管の利点につき述べている。これは学会で回腸導管という言葉を使用した最初の症例であった。

昭和三五年（一九六〇年）に市川篤二東京大学教授の司会のもと「第四八回日本泌尿器科学会総

会」で初めて尿路再建術というシンポジウムが開催された。

そのとき、回腸膀胱の遠隔成績として、大田黒和生（東京大学のちの名古屋市立大学教授）の発表が行われた。昭和二三年から一二年間東京大学で経験した二六例の回腸膀胱は、ブリッカー法が一九例、ザイフェルト法が七例であった。転帰として一ヵ月以内の手術死は五例、一年以上生存は九例で、その時点で優れた手術成績を得ることができた。

しかし、ブリッカー法での問題点として、尿貯留能はなく排泄調節が不能であり、非尿禁制状態であることが挙げられ、日常生活には甚だ不便である。他の方法を考えるべきであろうと述べた。

第六章　回腸導管の評価

このように回腸導管の手術成績は良好であることは認められてきたが、非尿禁制状態であることは最大の欠点であり、尿路変向術は尿禁制型が望ましいという考えが主流であった。このため尿管腸管吻合術、主に尿管S状結腸吻合術は本邦においては廃れることはなかった。その後、徐々にストーマ管理が改良され、合成系皮膚保護剤を添付した®バリケアが使用可能となってからは著しく回腸導管が普及した。

また尿管S状結腸吻合に関しては、多くの合併症（酸血症、発癌など）の出現が周知の事実であった。

昭和五八年症例（一九八三年）の『全国膀胱癌患者登録調査報告』によると、二〇九〇例の膀胱癌患者のうち、膀胱全摘除術（単純、根治を含む）を受けた患者は四五二名であった。また、尿路変向術を施行された五四三例のうち、回腸導管術は二六一例約半数であった。尿管S状結腸吻合術は二四例となり、多くの症例で回腸導管が施行されるようになっていた。

さらに時代の変遷とともに尿禁制型尿路変向術としての新膀胱作製は、理想的な尿路変向であると広言されてきた。筆者も同手術を三六例経験し、一九九四年ＩＪＵに発表した。しかし、長期観察により夜間尿失禁を回避できず、また間欠的導尿を必要とする患者が出現するなど最良の方法とはいえなかった。

種々の軌道修正の末に、回腸導管術は廃れることなく、尿路変向術の一手段として命脈を保っているといえよう。

〈余話清談〉タツノオトシゴ、クモ、チョウチョウ、カタツムリ、イヌ、ネズミ、ウマ、ヒツジといえば、ヒトのからだに命名されている解剖学上の動物名である。当然次に出てくるのは、カメすなわち亀頭である。一体亀頭とはどのような経過で命名されたのであろうか。小川鼎三によると、「ラテン語のグランスはドングリとか樫の実という意味であり、亀の頭とは全く異なる。しかし、解体新書には亀頭、即チ陰器ノ尽クル処と記されているが、のちに解体新書の改訂版である大槻玄沢の訳はターヘル・アナトミアの原文通りの茎頭と訳されている。なぜ杉田玄白が亀頭と訳したのか、彼の自作の造語なのかまたは引用なのかは不明であった」と述べている。

明治になり解剖学用語で採用されたのが直訳ではなく意訳に相当する亀頭であったことは幸いというべきか。

第七部　前立腺今昔物語—摂護腺、前位腺そして—

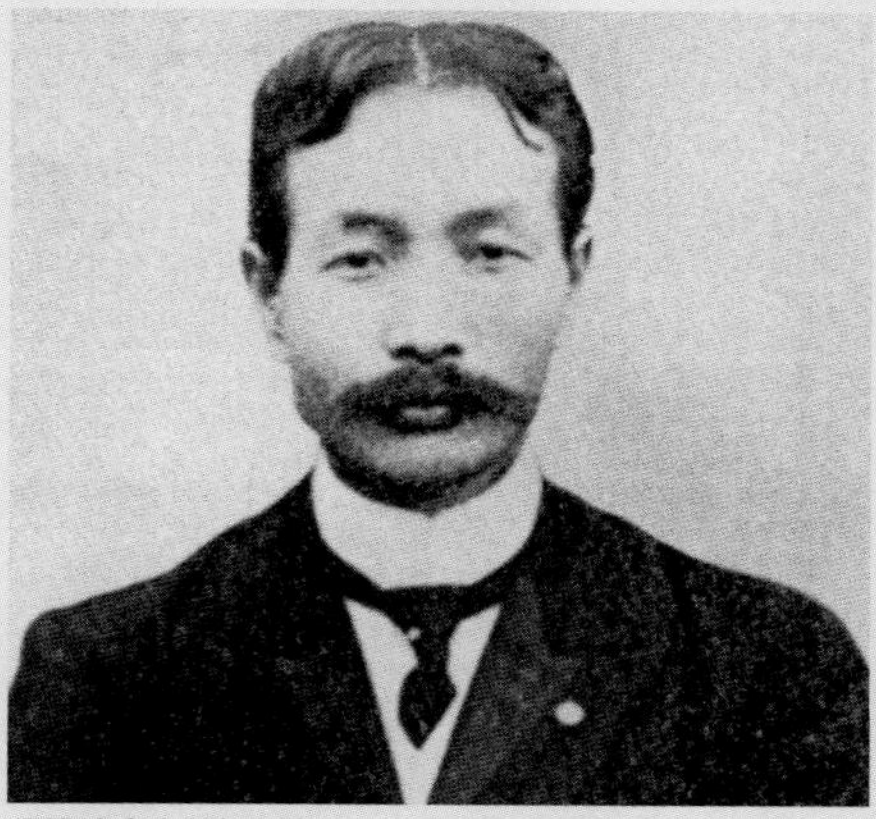
摂護腺癌本邦初報告した田中友治東大助教授

要約　前立腺肥大症や前立腺癌の本邦第一例目はどのような症例報告であったのか。前立腺で検索してもそのような報告例を発掘することは不可能である。

それは、前立腺という臓器名が第二次世界大戦後に命名されたものであり、それ以前は摂護、摂護腺ないしは前位腺という名の臓器であったためである。

第七部では江戸時代にプロスタータの訳語を摂護という名称にしたこと、近代になり解剖学会からの提唱で、前位腺さらには前立腺という臓器名に変遷した歴史的な背景について述べた。

次いで、明治時代に報告された摂護腺肥大症、摂護腺癌の症例を再発見し、大正から昭和にかけて、診断、治療がどのように進捗したかを記載した。

第一章　はじめに

「頭髪霜ヲ頂キ、前頭後頂ニ禿髪ヲ来スノ年齢ニ達スルヤ、血管内膜ニ石灰塩類ノ沈着ヲナシ、角膜ニハ白色ノ環帯ヲ生ズルニ至ル、而シテ攝護腺モ又同時に肥大ヲ出現ス」。

ここに記されている摂護腺とは前立腺と同一用語と解釈される。大正一五年『日本泌尿器病学会雑誌』の深瀬伸之の論文の冒頭に記載されている序文である。原文はベルグマンからの引用となっており、含蓄のある義訳といえる。

当時の大正時代またそれ以前の本邦においても、前立腺肥大症は高齢者特有の疾患であることを教えている。過去の論文には幾度となく摂護腺という用語が登場してくるが、同一臓器で前位腺、前立腺と二度も臓器名の変更を余儀なくされた主要臓器例は見当たらない。

どのような経過から変名せざるを得なかったのか、歴史上の変遷をたどってみることは前立腺という臓器を理解する上にも有意義なことと考える。

第二章　臓器名の変遷過程

本邦において、最初に前立腺らしきものとして記載されたのは、かの有名な安永三年（一七七四年）発刊の『解体新書』である。杉田玄白は前立腺に相当する臓器を指して「其在前而形如心者。其内如機里爾状嫩而空也」と記述している。

小川鼎三の現代文の校注によれば「その前にありて、形、心の如き者は、その内、きりいる状の如く、やわらかにして空なり」と解釈している。すなわち、精嚢の前にあって、形は心臓のようであり、きりいる状とは中空の軟らかい腺体という意味であり、解体新書にはしばしば表現されている。

この説明の臓器は図から前立腺に相当するところに描かれているが、本論の中には臓器名は付けられていない（図二二）。

解剖名として記載されたのは、文化二年（一八〇五年）宇田川榛斎の著した『医範提綱・和蘭内景』である。宇田川は多くのオランダ語の医学書を通読し、その中から綱要をまとめ医範提綱とした。図譜は

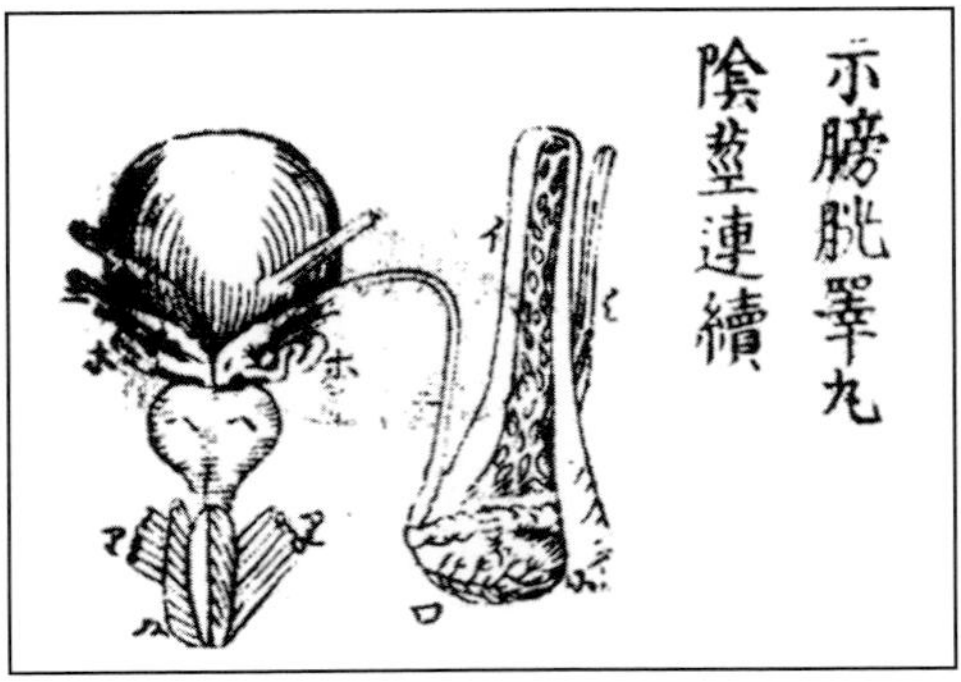

図二二　解体新書図賦

現代でも通用するほどに精確に描出されており、そこには「摂護」という臓器名が明確に記されている。

「摂護ト云フ者アリ。精嚢ノ下。尿道ノ始メノ処ノ下面ニツク。此者両体ナレモ左右相接合シ薄膜アマネク被テ一形ヲ成シ。楕円ニシテ大サ胡桃子（クルミ）ノ如ク。柔軟鬆粗ニシテ水綿（ウミワタ）ニ似タリ。両ノ射精管此中ヲ貫テ尿道ニ通ス・・・・」。

記載は解体新書より詳しく、左右両葉が接し、被膜に被れていると書かれており、射精管の走行にまで触れている。

本文には解剖学的な記載のみならず、その生理学的な働きや、疾患についても述べている。「コノ器ノ用ハ、常ニ血ヲ動脈ヨリ其中ノ腺ニ受ケ。泌別濾清（コシワケシタメ）シテ滑液ヲ取リ。・・・又交媾シテ精ヲ射出セントスルノ前ニ此液先ツ一度ニ多く逆出シテ尿道ニ灌注シ。此ヲ以テ一ニハ精ヲ滑利ニシテ能ク流射セシメ。一ニハ精ヲ包摂園護シテ・・・・」。ここには包摂園護と述べ、これから摂護という言葉が輩出された可能性もある。

病的状態として、「此器老人小児ハ小ナリ。中年或ハ多欲ナル者ハ大ナリ。凡ソ此器衰弱シテハタラキヲ失ヘバ其液常ニ濾泄シテ遺精滑泄ヲ病ム・・」。そのほかにも、「瘡毒（カサ）アル婦人と交接シテ毒液ノ蒸気尿道ヨリ薫蒸侵入スレハ尿道刺痛。陰茎焮腫シ。・・・淋疾トナル」と警告している。瘡毒とは梅毒のことである。この時代は梅毒と淋疾は同じ原因と考えられていた。焮腫とは炎症のことである。興味ある記述であるが、残念ながら肥大症などの記載はない（図二三）。

その後、文化一〇年（一八一三年）三谷笙州が表した『解体発蒙』は医範提綱の影響を受けたと思われ、摂護の解剖学的生理学的記載はほぼ同じである。最後に「故ニ新訳ニ之ヲ摂護トイウ」と述べ、摂護のルビをマモリとふっており、これは得難い解釈に合致するものである。

文化文政の頃、腑分けが行われ、これを見聞きして池田冬蔵が文政六年（一八二三年）に著したのが『解臓図賦』である。ここでは異なった言葉が用いられている。

「また、一つの器官あり。前立と称する。形心臓に似て。質は疎で柔らかく、精嚢の下にある」。意訳すると以上のような意味であり、ここでは前立という臓器名が使われていた。

後述するように、第二次世界大戦後に日本解剖学会の提唱により前立腺という臓器名に決定されたが、解臓図賦からの引用であったのか不明である。なお、表紙下絵を観察すると、解剖図は精確そのものである。左右の副腎静脈、精巣静脈の走行について江戸時代に描かれていたことは驚きであった（注、表紙・裏表紙参照）。

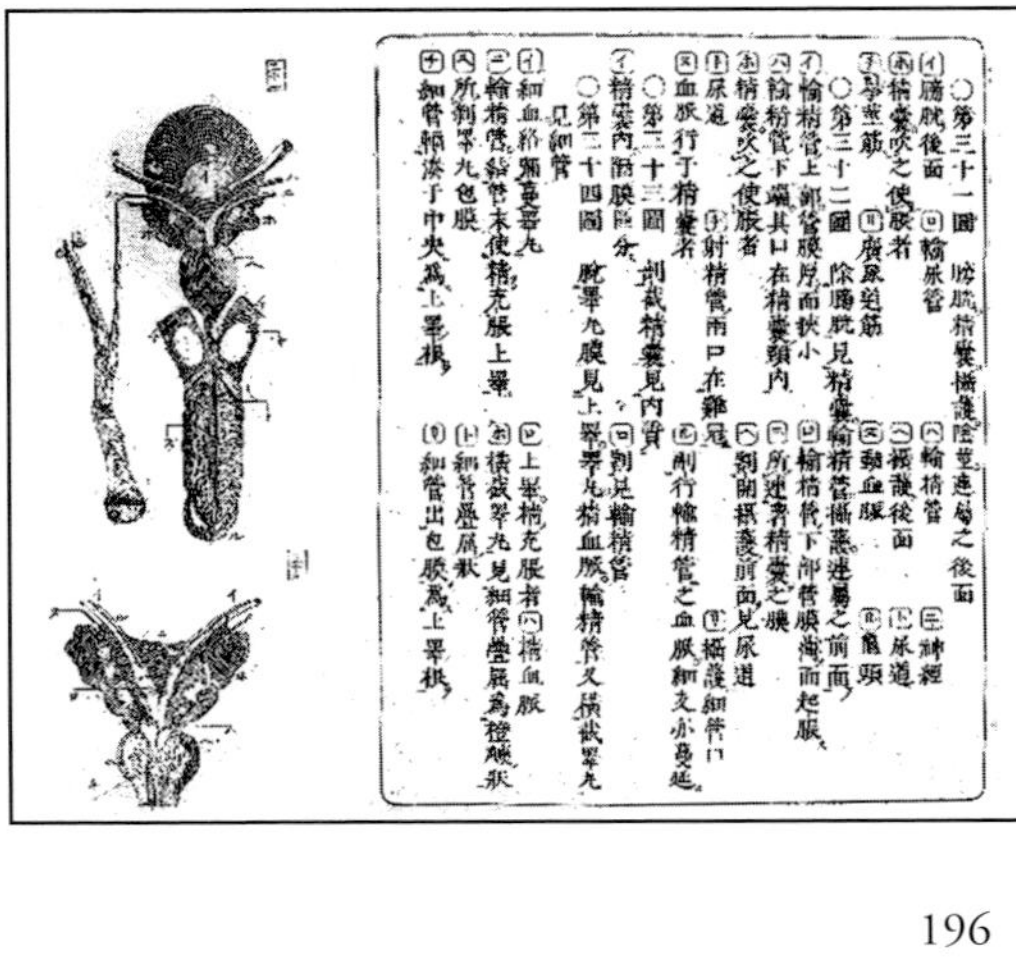

図二三　医範提綱図賦

文政九年（一八二六年）、大槻玄沢による『重訂解体新書』が発行された。これは杉田玄白らの解体新書には翻訳の困難さから誤りが多かったため、それを改訂したものである。そのため本書は杉田玄白翻訳、大槻玄沢重訂となっている。泌尿生殖器関係では、解体新書で示された箇所には明らかに摂護という臓器名が記載されている。その説明は解体新書とほぼ同様である。

「形はあたかも心臓のごとくであり、その質は濾胞にして内は空である」と述べている。さらに不路斯打答プロスタータ（ラテン語）、ホール・スタンデルス（オランダ語）の訳語として「按是遮防囲護之義也、按スルニ是レ遮防囲護ノ義ナリ」。すなわち囲んで防御することから、摂護という解剖学的な臓器名を提案した。

それでは摂護という臓器名の命名者は誰かというと、本の発行年代からすれば、宇田川の方が古く、発案者となる。しかし、小川鼎三によれば、重訂解体新書の原稿はすでに寛政一〇年（一七九八年）に完成しており、また宇田川は大槻の弟子にあたることから、摂護の命名は大槻玄沢の創作であると述べている。

ここで大槻がホール・スタンデルスを摂護と訳したことにつき、藤田尚男は以下のように解釈した。すなわち、プロスタータはラテン語、オランダ語などの意味からすれば、前に立つ、前に位置するの意味であろうが、それ以外にも保護者、守護者という訳語も辞書にあるという。このため、膀胱頸部や尿道を包み、保護するという見解から、大槻によって摂護という訳が生み出されたのではないかと述べている。それにしても、当時の学者は博覧強記の碩学といえよう。

このように江戸期の学者は摂護という名を記載してきたが、明治期になって近代医学が導入発展を遂げると、「腺」という言葉が加わって摂護腺という臓器名が広く用いられるようになった。これは解剖学者や皮膚泌尿器科医のみならず、広く人口に膾炙した一般用語になっていた。

昭和三年（一九二八年）に発刊された『解剖学名彙第一四版』には摂護腺として「基在前而形如心者」と記されており、これは解体新書の文面と同一であった。しかし、解剖学会でもプロスタータの訳語として摂護腺はふさわしくないと考える方が多かったようである。

昭和四年（一九二九年）に日本解剖学会に用語委員会が発足し、翌年四月（一九三〇年）に開催された第三八回総会で慶應大学解剖学教室岡嶋敬治教授らにより選定解剖学用語が定まり、『解剖学名彙第一七版』が稿本となった。そこには「摂護（前位）腺」との解剖用語が記されていた。

昭和一三年（一九三八年）の解剖学雑誌に廣瀬渉は『解剖学用語の調べ』を執筆し、その中で、現在日本解剖学会では標準用語として『鈴木文太郎遺著、改訂解剖学名彙、第一七版』を採用しており、プロスタータを「前位腺」と訳せば、摂護腺は省かれてよいのではないか、と主張している。この時点ではいまだ前立腺という用語は生まれていない。

これを臨床上の文献から検索してみると、明治大正時代には泌尿器科関係の専門雑誌は『皮膚科及泌尿器科学雑誌』、『日本泌尿器病学会雑誌』、『皮膚と泌尿』などが発刊されていた。

まず明治三四年（一九〇一年）に創刊された『皮膚病学及泌尿器病学雑誌』では、全て「摂護腺」という臓器名が使用されていた。『日本泌尿器病学会雑誌』では、大正元年（一九一二年）の第一号から昭和九年の第二三巻までは摂護腺で統一されていた。なお、本雑誌は昭和三年の第一七巻より『日本泌尿器科学会雑誌』という現代の名称に引き継がれている。

その後、解剖学会の臓器名変更に従い、学会誌には「前位腺」と「摂護腺」という臓器名の共存が認められる。つまり、『日本泌尿器科学会雑誌』では、昭和一九年発行の第三六巻までは摂護腺という言葉が使用されていたが、同時に昭和一〇年発行の第二四巻からは「前位腺」という臓器名も使用されており、主に慶應大学関係の泌尿器科医を中心に、前位腺という臓器名の発表、論文が提出されていた。すなわち、金子栄寿らの『強度の膀胱出血後死の転帰をとれる前位腺肥大症』、北川正惇の『前位腺肉腫』など数点に前位腺という臓器名が使用されていた。

揣摩憶測するところでは、用語委員の岡嶋は慶應大学の解剖学教授であったことから慶應大学関係の論文は前位腺という言葉を用いたのか、詳細は不明である。

前位腺という名称は日本泌尿器科学会雑誌には次第に減少していき、最後に現れたのは、昭和二六年（一九五一年）日本泌尿器科学会第六九回岡山地方会例会で発表された、大藤重道の『前位腺肥大症の臨床的観察』であった。

ところで、日本解剖学会は昭和一五年（一九四〇年）に第二次の用語改訂委員会を設け、第二次改訂を完結するため幾度となく用語委員会を開いていた。しかし、第二次世界大戦のため最終的な結論は終戦後に持ち越された。

昭和二二年（一九四七年）に開催された用語委員会では解剖用語の刷新、統一を図り、プロスタータは「前立腺」とすることに決定した。委員の一人、小川鼎三によれば、「すなわち、摂護腺の摂護が難しい許りでなく、意味が不明瞭なので、前委員会はプロスタータの意味をとって前位腺を暫定的に認めていた。今回はさらに一歩進めて、中国用語に倣って〈前立腺〉と改め、すでに臨床語としても用いられている」と述べている。

日本解剖学会ではかくの如く前立腺と決定したが、やや疑問もある。現在の中国語では前立腺は前列腺である。前列腺炎、前列腺癌、前列腺肥大などと称されており、どこにも前立腺という言葉は見当たらない。ただし、昭和初期にどのような臓器名であったかについては残念ながら調べることができなかった。

また、臨床上で最初に前立腺という言葉が出てきたのは、昭和一八年の日本泌尿器科学会雑誌であり、市川篤二らの『前立腺結核の統計的観察』に見ることができる。

小川鼎三の『医学用語の起り』によれば、第二次用語委員会が発足したのが昭和一五年で、小川も委員の一人であった。そのときにすでに前位腺に代わって前立腺という臓器名が出ていたのではないか。東京大学の解剖学教室と泌尿器科学教室との関係で摂護腺、前位腺に代わり前立腺という言葉が推奨され、学術雑誌に発表する機会を得たのではないかと想像している。

以後、日本泌尿器科学会雑誌は全て前立腺になった。特に注目されるのは昭和二七年（一九五二年）五月発行の四三巻の別冊としてまとめられている総索引である。第二一巻から四〇巻までをまとめているが、原著の題目が摂護腺、前位腺であっても、全て前立腺に変更統一された。『皮膚と泌尿』は昭和一七年（一九四二年）一〇巻までは全て摂護腺であった。しかし、翌年の昭和一八年一一巻になると前立腺が現れ摂護腺と混在し、昭和二五年の一二巻では全て前立腺となった。以降、他の学術書でも摂護腺、前位腺の名称を見ることは皆無であった。

かくの如く、他の臓器では見られなかった臓器名称の変遷は「前立腺」で統一された。今や摂護腺、前位腺の名を知る若手泌尿器科医はいずくんぞ、残念ながら少数派であろう。

第三章　摂護腺の疾病に関する文献の渉猟

摂護の疾病として記された文献は文政二年（一八一九年）の杉田立郷訳、『黴瘡新書第五巻』の摂護固腫であり、現在の前立腺疾患、特に腫瘤についての項である。

「此症は梅毒により硬くなり、参型に分けられる。其一は固結腫症であり、次に述べる徴候を知る。第一は膿瘍形成せず、硬くなる。第二は直腸内に硬く触れ、痛みがない腫瘍である。第三は排尿が困難である。・・・・。

其二は水綿肉症といい、摂護が水綿様に変成し、測胞子（注、カテーテルのこと）にて子細に探索すれば、これを知る。甚だ難治性である。

其三は癌様症である。固結腫より癌蒼に変化し諸徴候を見る也。この症不治なるため、保護法を施すの外は、他の技量はない」と書かれている。

其一の固結腫症は現在われわれが行っている直腸指診により前立腺の腫大を診断することである。局所所見および症状から、摂護腺硬固症は前立腺肥大症に相当するものと思われる。

其二は宇田川榛斎の医範提綱に「水綿に似たり」との記載があり、この疾患とどのような関係があるのか不明である。摂護膿腫とは異なるであろうし、摂護腺肉腫を指しているのかもしれない。

其三は摂護腺癌そのものである。この時代に保護法なるものが存在したとは思われないが、小石川養生所みたいなところに入院させたのであろうか。癌が治療困難なことは昔も今も同じである。

安政四年（一八五七年）に緒方洪庵が『フェランド著扶氏経験遺訓』として翻訳した。その中には尿閉の原因につき、詳細に書かれている。

「膀胱尿閉の所因甚だ多し、其一　膀胱括約筋痙性緊縮、其二　膀胱炎衝症或いは血液鬱積、其三膀胱麻痺、其四　形器性支障として、尿道狭窄、摂護の硬腫」を挙げ、「此証は外科術にかかわるの治法を行ふべし」と記述している。摂護の硬腫とは癌のことと解釈できるが、ここでは肥大症も含めて摂護腺腫大を表していると理解したい。

本教科書は適塾の講義録であったと思われる。

明治年間となり、東京大学医学部で外国人教師により講義が行われてきた。その講義録として纏められたのがベルツ教授の『べっし診断学』であり、土岐文二郎、保利聯により明治二九年（八九六年）に訳されている。

第六編泌尿器の診断の中に尿閉の原因として、摂護腺肥大を挙げており、カテーテル挿入により尿閉を回復せしめることができる、と述べている。

原著論文として注目すべきは、明治一九年（一八八六年）の中嶋一可の『摂護腺論』である。ドイツ留学中のキュルリーケル教授の下で行った研究で、その内容は摂護腺の筋組織や男性子宮および射精管の組織学的研究に及んでいる。

中島は解剖学者であり、この時代に摂護腺の組織学を行ったが、時代がまだそこまで要求していなかった感があり、あまり注目されなかったようである。

第四章　摂護腺肥大症の病態認識と治療法の確立

明治一二年（一八七九年）に小野敦善は尿閉の治療についての略説を発表している。尿閉は痙攣性尿閉、麻痺性尿閉、機械的尿閉に分け、機械的尿閉の原因として、尿道狭窄、摂護腺肥大、尿道異物、尿道外からの圧迫などを挙げ、それらの治療法を説明している。

その後明治二二年（一八八九年）に芳賀栄二郎は、摂護腺肥大に因する尿閉症と題する論文を『東京医学界雑誌』に掲載した。

「余は本年二月以来数多くの該患者に接し実験せしものを報道せんと欲す抑も尿閉症は第一全尿道狭窄に由て来り、第二摂護腺肥大に由り来る余の本日述べんと欲なるものは即ち此第二のものなり」と述べ、療法にはカテーテル挿入法と膀胱穿刺術を挙げている。

当時のカテーテルは材質の問題もあり、挿入するのが難しかったらしく、仮性尿道を作ることがしばしばであった。ネラトン・カテーテルは入手困難であったらしいが、芳賀はネラトンを推奨している。

摂護腺肥大症の症例報告として、内藤敬一は『摂護腺肥大に因する尿閉症の一治験』という論文を明治二五年（一八九二年）に発表した。当論文は摂護腺肥大症の本邦最初の症例報告ではないかと推察している（図二四）。

一例目は五七歳の男性で、尿閉にて私立熊本病院へ入院した。直腸指診にて肥大を確し、導尿にて六五〇ミリリットルの尿を得た。しかし、その後は排尿できず、膀胱穿刺を行い、その時の感染のためか急性腹膜炎を起こして死亡した。

二例目は五二歳の男性で、五年前から尿道加答児カタル（注、尿道炎のこと）に罹り尿線最小を示した。便秘があり腹痛、さらには座骨神経痛を訴えた。直腸指診で摂護腺は鵞卵大、弾力硬結で直腸を充填していた。摂護腺炎に起因する肥大と考えてカテーテルを挿入したが、尿利全くなく、悪寒戦慄、高熱を示した。再度カテーテル挿入にて膿尿を含め四〇〇ミリリットルの尿を得て軽快した。

以上の経験例より、老人に来る頑固な便秘、腰痛座骨神経痛があるときは摂護腺肥大に注意すべしと述べている。

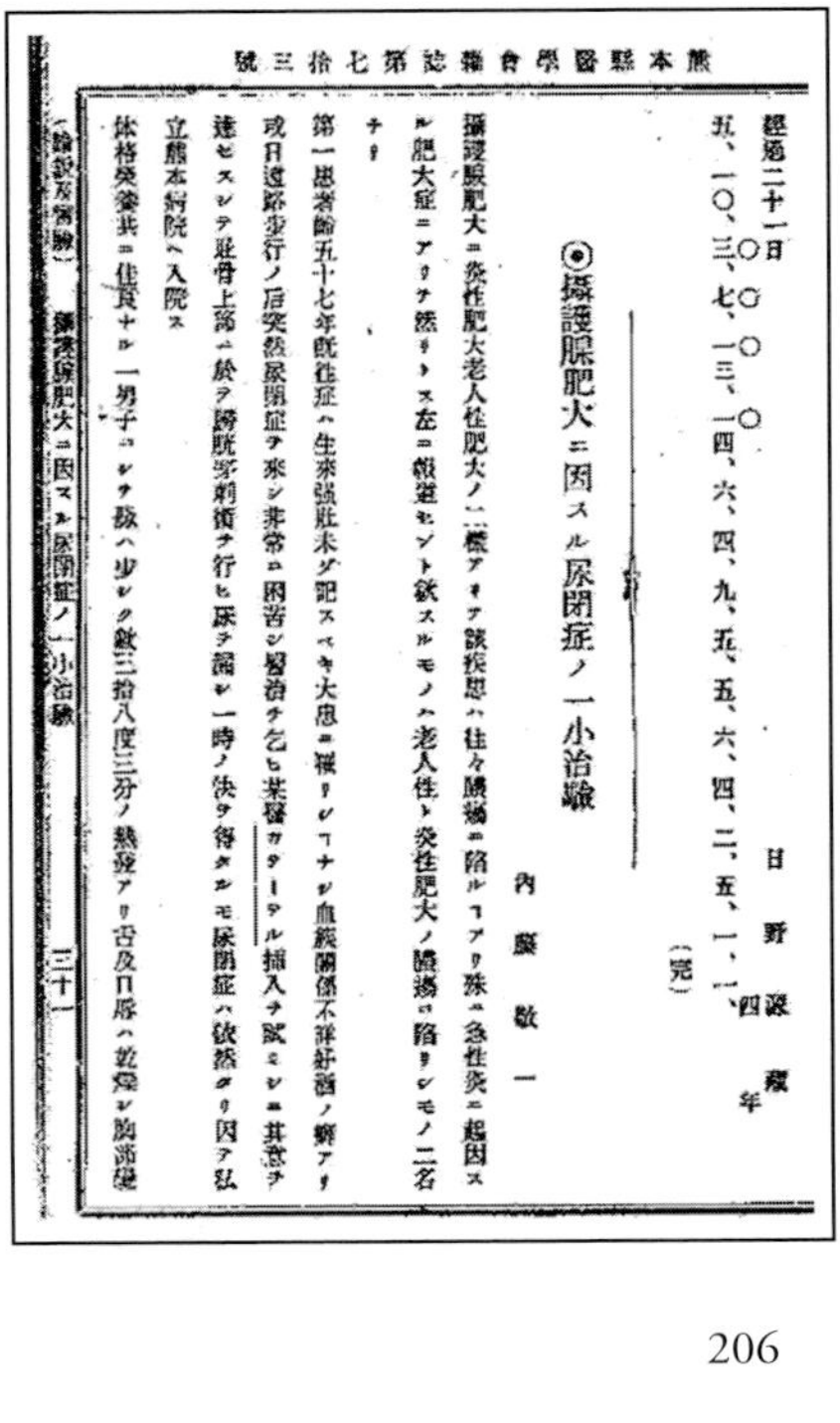
熊本縣醫學會雜誌第七拾三號

經過二十一日　日野源藏

五、一〇、三〇、七〇、一三〇、一四、六、四、九、五、五、六、四、二、五、一、一、四年

（完）

◉攝護腺肥大ニ因スル尿閉症ノ一小治驗

內藤敬一

攝護腺肥大ニ炎性肥大老人性肥大ノ二様アリテ該疾患ハ往々膀胱搦ニ陥ルヿアリ殊ニ急性炎ニ起因スル肥大症ニアリテ然リトス左ニ報道セソト欲スルモノハ老人性ト炎性肥大ノ膀胱搦ニ陥リシモノ二名ナリ

第一患者齢五十七年既往症ハ生來強壯未ダ記スベキ大患ニ罹リシヿナシ血族關係不詳好酒ノ癖アリ或日遠路歩行ノ后突然尿閉症ヲ來シ非常ニ困苦シ醫治ヲ乞ヒ某醫カターテル挿入ヲ試ミシニ其意ヲ達セスシテ恥骨上部ニ於テ膀胱穿刺術ヲ行ヒ尿ヲ溜シ一時ノ快ヲ得タルモ尿閉症ハ依然タリ因テ私立熊本病院ヘ入院ス

体格榮養共ニ佳良ナル一男子ニシテ脉ハ少シク數三拾八度三分ノ熱發アリ舌及口唇ハ乾燥シ胸部臟

（論說及實驗）　攝護腺肥大ニ因スル尿閉症ノ一小治驗　三十一

図二四　内藤論文

皮膚泌尿科の最初の臨床統計は、土肥慶蔵、栗田章司の東京帝国大学医科大学皮膚科教室新来患者統計の記録である。この統計によれば、明治三二年（一八九九年）から明治三五年の四年間八五八四名の新来患者がおり、その中で泌尿器科患者は一七二名であり、摂護腺肥大はたったの二名、〇・〇二六パーセントであった。当然、摂護腺癌はいない。

昭和期になると増加の一途を辿り、市川篤二らは泉橋慈善病院における昭和六年（一九三一年）から一一年間の泌尿器科的疾患の統計を示した。それによると、外来男性患者は一八五四一名であり、外来での疾患別で前立腺肥大症は九四例、〇・五一パーセントであった。入院で確定された男性患者七六五人のうち、前立腺肥大症二五人、三・三パーセントであったと詳述している。

摂護腺肥大症の発生病理についての論文も散見された。高木繁は文献的考察から老年に現れる生理的現象、動脈硬化、睾丸萎縮による内分泌障害、腫瘍説、炎症説などをあげ、自験例よりその原因はいろいろあるが、慢性摂護腺炎が肥大症の一番の原因であると書き留めている。

摂護腺肥大症の治療に関してはいかなる経過をたどったのであろうか。

摂護腺肥大に対する「睾丸摘出術」は一時的ではあったが、当時かなり行われたようである。しかし、摂護腺肥大症に対しての睾丸摘出術の行方は良好ではなかった。

松本喜代美によれば、「例えば除睾術の如きは成績比較的加良なるも生殖器的不具を来すを以て今は一般医家より忘却さるるに至れり」と起稿し、むしろ手術療法への期待を抱かせた。

手術療法としては、当初会陰式による切開ないしは摘出が行われていた。北川文男は明治四〇年（一九〇七年）より六例の摂護腺肥大症を経験し、全て会陰切開を行い、まず鈍力をもって肥大した摂護腺を摘出した。術後経過は記されていない。

大正五年（一九一六年）、高橋明は「フレーアー氏恥骨上部摂護腺摘出術」を計七例に施行し、手術方法、後療法、適応禁忌につき解説した。フレーアー氏手術後の合併症は後出血であるという。七例中六例に後出血を経験し、その対策を記しているが、結局は出血部の縫合、ガーゼタンポンなどがよいとのことであった。その他、副睾丸炎、精神異常、創傷治癒の遅延など、現在と同様の合併症が記されていた。死亡は一例で肺炎を併発した症例であった。上記のように、摂護腺肥大症の解放性手術は高橋により完成されたと言ってよい。

追記として、明治時代に阿久津により膀胱腫瘍に内視鏡手術は行われたが（第六部、参照）、経尿道的前立腺切除術については第二次世界大戦後まで待たなければならなかった。

第五章　摂護腺癌の症例報告時代とその疾病動態

日本における摂護腺癌の最初の報告は、明治四〇年（一九〇七年）の田中友治、松本多喜馬による二例の経験例である（図二五）（注、一九一頁絵図参照）。摂護腺肥大症の報告から一五年遅れていた。

一例目は六六歳の男性で、排尿に関係なく会陰部痛があり、尿閉を来した。直腸指診にて、摂護腺は軟骨様硬度、凹凸不整であり、経過中に高度の悪液質にて死亡した。

二例目は六七歳の男性で、尿閉、便秘を来たし、摂護腺部に刺痛を感じ、全身に浮腫を呈していた。直腸指診にて摂護腺は鶏卵大、軟骨様硬度であった。悪液質にて死亡した。病理解剖上、原発性摂護腺癌であり、膀胱内、後腹膜リンパ節に転移がみられたことが追記されている。

報告者の田中助教授は土肥教授の下で研鑽しており、一例目は入院していないので、原発性摂護腺癌とは言い切れないが、臨床所見より診

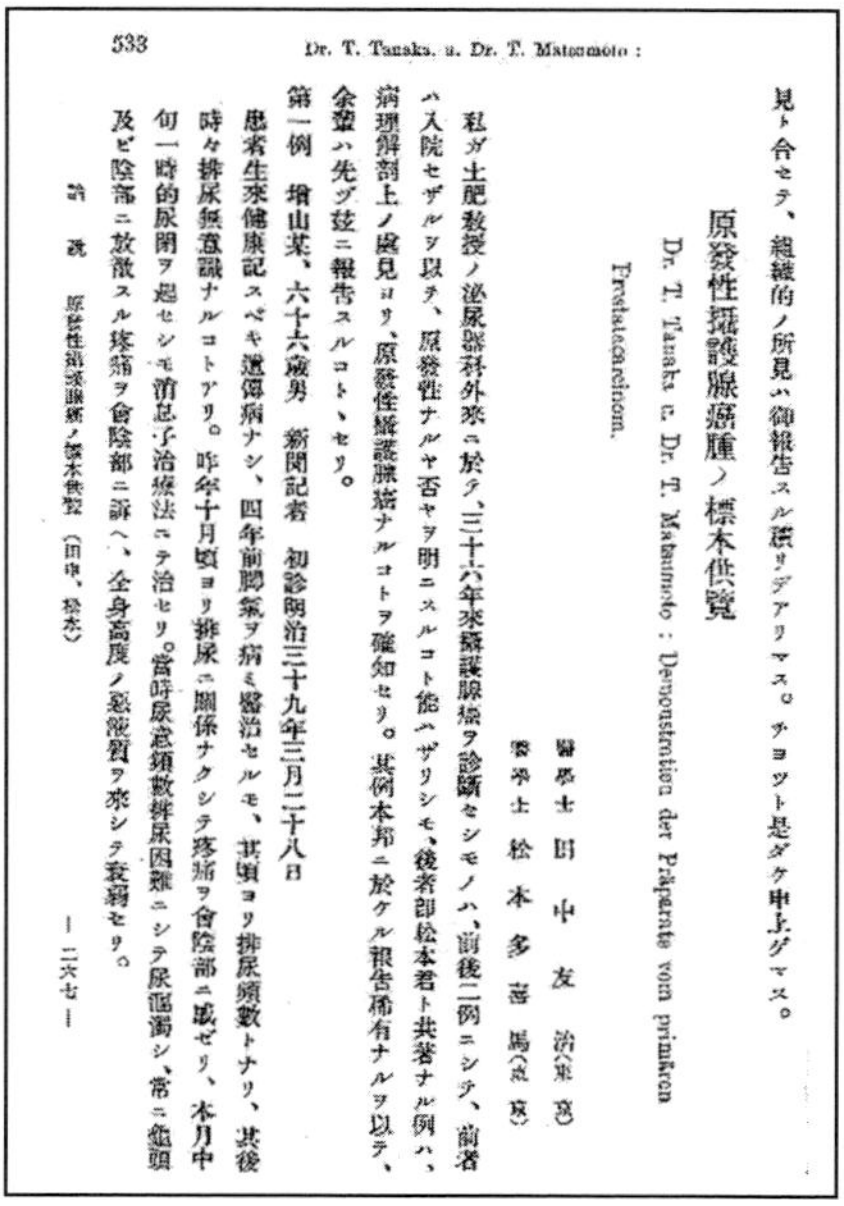
533　Dr. T. Tanaka u. Dr. T. Matsumoto:

見ト合セテ、組織的ノ所見ハ御報告スル積リデアリマス。チヨツト是ダケ申上ゲマス。

原發性攝護腺癌腫ノ標本供覧

醫學士　田中友治（東京）
醫學士　松本多喜馬（東京）

Dr. T. Tanaka u. Dr. T. Matsumoto: Demonstration der Präparate vom primären Prostatacarcinom.

私ガ土肥教授ノ泌尿器科外來ニ於テ、三十六年來攝護腺癌ヲ診斷セシモノハ、前後二例ニシテ、前者ハ入院セザルヲ以テ、原發性ナルヤ否ヤヲ明ニスルコト能ハザリシモ、後者即松本君ト共著ナル例ハ、病理解剖上ノ所見ヨリ、原發性攝護腺癌ナルコトヲ確知セリ。其例本邦ニ於ケル報告稀有ナルヲ以テ、余輩ハ先ヅ茲ニ報告スルコト、セリ。

第一例　増山某、六十六歳男　新聞記者　初診明治三十九年三月二十八日

患者生來健康記スベキ遺傳病ナシ、四年前脚氣ヲ病ミ醫治セルモ、其頃ヨリ排尿頻數トナリ、其後時々排尿無意識ナルコトアリ。昨年十月頃ヨリ排尿ニ關係ナクシテ疼痛ヲ會陰部ニ感ゼリ、本月中旬一時的尿閉ヲ起セシモ消息子治療法ニテ治セリ。當時尿意頻數排尿困難ニシテ尿溷濁シ、常ニ龜頭及ビ陰部ニ放散スル疼痛ヲ會陰部ニ訴ヘ、全身高度ノ惡液質ヲ來シテ衰弱セリ。

雜　説　原發性攝護腺癌腫ノ標本供覧（田中、松本）　— 二六七 —

図二五　田中論文

断している。二例目は松本医師と共に解剖にて確認しており、「其実物は此標本にして、組織的検査上腺腫性癌なるが如し」と述べ、明らかに現在の前立腺癌と考えられる。

この時代の報告のほとんどに原発性摂護腺癌のように「原発性」が付けられており、「続発性」と付けられた摂護腺癌の報告は少ない。

明治四四年（一九一一年）戸塚隆三郎は『摂護腺癌に就いて』という論文を発表した。これは戸塚がウィーンのアルゲマイネ・ポリクリニック泌尿器科フリッシュ教授の下に留学し、五例の摂護腺癌を経験したことから、その概略を述べたものである。

前立腺癌の骨転移は今では決してまれではないが、当時摂護腺癌の数は少なく、ましてや骨転移症例の報告は見られていなかった。

羽太鋭治は摂護腺癌の骨転移につき文献的考察を行い、欧米では頻度の高い転移であり、その八割は骨形成性の転移であることを記した。さらに三井慈善病院の剖検症例にて、骨形成性転移を示した摂護腺癌を経験した。

四二歳の患者である。排尿困難と関節痛を訴え、さらには知覚障害、下肢の運動麻痺、排尿排便障害を起こし、胸部前面に四個の皮下腫瘍を認めた。臨床診断は脊髄炎であったが、発病後一年半にて死亡した。
解剖の結果、摂護腺癌と四肢長管骨、胸椎、肋骨、鎖骨、頭蓋骨、肝、腎への転移が見られた。なお、脊髄は硬膜外の癌転移結節および圧迫性脊髄炎であった。結論として、臨床上脊髄炎であっても排尿困難があり、関節痛などがあるときは、摂護腺癌やその骨転移を考えなければならないと結んでいる。

治療に関しては、一九四一年チャールズ・ハギンスが前立腺癌に対する内分泌療法を開拓し、一定の臨床効果を上げることができたことは周知のことである。しかし、それ以前の摂護腺癌治療は姑息的な治療であった。

大正四年（一九一五年）、山本八治は四名の摂護腺癌を経験し三例に高位切開で腫瘍を摘出したが、良い成績は得られなかった。名古屋長蔵も大正五年（一九一六年）にフレーアー法にて腫瘍切除を行っている。

本邦における前立腺全摘除術は昭和二五年（一九五〇年）の楠隆光の報告が最初であったと思われる。前立腺癌二例にミリン式に恥骨後式全摘を行い、リンパ節郭清を併用した。楠は前立腺癌に対しての治療として、根治的前立腺全摘除術ないしは内分泌療法の併用が今後の期待される治療法であると述べた。

ここで、摂護腺癌の統計を示したい。市川篤二らは泉橋慈善病院に於ける昭和六年（一九三一年）から一一年間の泌尿器科的疾患として、外来男性患者は一八五四一名であり、摂護腺癌は一一名、入院男性患者七六五名のうち確定診断されたのは四名であり、臨床上の摂護腺癌はまだまだ少なかったといえる。

長与又郎は昭和九年（一九三四年）に剖検例を集積した。東京大学病理学教室では明治二七年から昭和八年の三九年間に一二〇七七体の解剖を行っている。そのうち、男性癌腫は一一〇四体であった。

泌尿器系を見ると、膀胱癌一七名、腎臓癌一五例、陰茎癌一五例、摂護腺癌五例で〇・四五パーセント、睾丸腫瘍四例を示した。癌による死亡の第一、二、三位が胃癌、肝癌、食道癌であった中、摂護腺癌は第一八位であった。なお、五大学の剖検例を集積しても一二例のみであった。之を見ても、摂護腺癌の頻度は非常に低く、まれであったといえる。

長与のコメントとして、「英国では男性患者二万六六九一六人中、摂護腺癌は一四九七人五・三パーセントにあたり、胃、腸、直腸および肛門、肝および胆嚢に次いで五位を占めている。多くの癌よりも上位にあることはわれわれには想像もつかぬ所である」と驚嘆している。

さらに、「英国では摂護腺癌が近年肺癌とともに著しく増加してきたことを指摘し、其主因は従来摂護腺肥大症を診断されてきたものが診断学の進歩と顕微鏡検査の普及とによって癌を発見する率が増したのであろう」と言い、「米国に於ては摂護腺癌が割合に多く泌尿各科の大問題であることを強調している」と付載し、注意を喚起した。

剖検で見い出される前立腺癌、すなわち「潜在癌」の存在について、日本人でも高率に発見されるという報告が散見され始めた。昭和三三年（一九五八年）に太田邦夫、三須良彦は四五歳以上の男性の剖検例で二〇三例中二七例、すなわち一三・三パーセントに前立腺癌を見い出したことを報告した。

さらに三須良彦は追加症例を加え二五九例中四七例、一八・一パーセントに潜伏性の前立腺癌が存在することを証明した。この値は欧米の報告に比肩しうる高い発見率であった。

その他、カルベも二二九例中二五例、一一パーセントに前立腺癌の存在を確認した。

これらの結果は、臨床的な前立腺癌と直ちに同一視することは正鵠を射ていないが、それでも日本人にもかなりの前立腺癌が存在する可能性を秘めていることを示している。当然、臨床的前立腺癌の発見につながる重要な研究であり、泌尿器科医は前立腺癌患者発見に務めなければならなかった。

この太田論文が発表された昭和三五年（一九六〇年）頃の前立腺癌死亡数は四八〇名であったと記録されている。一方、平成二七年度（二〇一五年）の『厚生労働省人口動態統計』によれば、前立腺癌死（診断は不確定とはいえ）は一万一三二六人と一万人を突破したと記録されている。現在は往年に比べ、診断学の進歩、特にＰＳＡの普及などにより発見率が増加したことは明らかである。

さらには現在の日本は世界に冠たる長寿国であり、その生活は欧米人以上の飽食生活であり、筆者が曾て指摘した前立腺癌の発生リスク要因としての生活条件は満たされてきている。上記生活条件は前立腺癌の増加の一因ともなり、ひいては前立腺癌死の増加に繋がってきているのではないかと推測する。

第六章　おわりに

当著は摂護腺の歴史的な背景を述べ、前位腺から前立腺への変遷過程のみを追求する予定であった。しかし、いにしえのカルテを通覧している中で、患者が苦痛に喘ぎ、医師が治療法もなく、隔靴掻痒の思いで治療する様子を窺い知るに、ついその臨床経過を記したくなったのである。既述したように、前立腺癌である摂護腺癌報告の本邦第一例目は明治四〇年、一〇〇年以上前のことである。現在の泌尿器科学は、先学が幾多の困難を乗り越えて築き上げた貴重な知的財産から成り立っていることを擱筆した。

結語として、われわれはこれらの果実を当然のごとく享受しているが、偉大なる先学の肩に乗っていることを自覚しなければならないと思う。

「完」

参考文献

本書全域

一、Murphy, L.J.T.: The history of Urology, Charles C Thomas, Springfield, 1972

二、Ballenger, E.G. and Frontz, W.A.: History of Urology, V2, Tumor of the bladder Ch.XI, Williams and Wilkins Co. Baltimore, 1933

三、Wershub, L.P.: Urology, From antiquity to the 20th century, Warren H.Green, Inc., StLouis, 1970

四、大矢全節：泌尿器科学史、思文閣、京都、一九三八

五、岡田清己、他：泌尿器科学を築いたひとびと　第一章より一二章まで

第一部

一、Zorgniotti, A.W.: Galenic urology. Translation of urologic portions of De Locis Affectis (Book I, Chapter 1), Urology, 1976, 8, 638-642

二、Zorgniotti, A.W.: Galenic urology: translation of urologic portions of De Locis Affectis (Book VI, Chapter 3): Part II, Urology 1979, 13, 701-703

三、Bloom, D.A., et al.: Claudius Galen: from a 20th century genitourinary perspective, J. Urol.,

1999, 161, 12-19
四、Moll, F. and Rathert, P.: The surgeon and his intention: Gustav Simon(1824-1876), his first planned nephrectomy and further contributions to urology, World J. Urol., 1999, 17, 162-167

第二部

一、Bloom, D.A.: Hippocrates and urology: the first surgical subspecialty, Urology, 1997, 50, 157-159
二、岡田清己：回腸導管への道、日本ストーマ・排泄会誌、二〇一五、三一、九一—九八
三、日本泌尿器科学会：全国膀胱癌患者登録調査報告、第二号、一九八三

第三部

一、Crane, G.M. and Bloom, D.A.: Ramon Guiteras: founder of the American Urological Association, surgeon, sportsman and statesman, J. Urol., 2010, 184, 447-452
二、Kiefer, J.H.: Jean Civiale(1792-1867), Invest. Urol., 1968, 6, 114-117
三、Gordetsky, J. and Rabinowitz, R.: Sir Henry Thompson: Royal stones, Urology, 2014, 84, 737-739

第四部

一、Ober, W.B. and Sciagura, C.: Leydig, Sertoli, and Reinke: three anatomists who were on the ball, Pathol. Annu., 1981, 16, 1-13

二、Androutsos, G., et al.: John Hunter(1782-1793): father of modern urology, Balkan Military Med. Rev., 2008, 11, 52-55

三、Baratelli, G.M., et al.: Biography of Enrico Sertoli, Urology, 2002, 60, 196-198

四、Schneider, M.R.: Franz von Leydig(1821-1908), pioneer of comparative histology, J. Med. Biogr., 2012, 20, 79-83

第五部

一、Loughlin, K.R. and Hawtrey, C.E.: Moses Swick, the father of intravenous urography, Urology, 2003, 62, 385-389

二、Spence, H.M.: The life and times of Alexander von Lichtenberg, Urology, 1990, 35, 464-469

第六部

一、Okada, K., et al.: Clinical experience of lower urinary tract reconstruction using a urethral Kock pouch, Int. J. Urol., 1994, 1, 151-155

第七部

一、岡田清己：摂護腺、前位腺そして、泌外、二〇一二、二五、二二一―二二七

二、岡田清己：摂護腺肥大症、摂護腺癌、泌外、二〇一二、二五、三七三―三八〇

三、楠隆光：前立腺癌の根治手術の新傾向、臨皮泌、一九五〇、一〇、三九三―三九七

四、厚生労働省政策総括管編、平成二七年、人口動態統計、平成二九年

泌尿器科年表

紀元前四六〇―三七〇　ヒポクラテス　メスを用いた医療、特に尿路結石手術を禁じた戒律を制定。

紀元一三〇頃　ガレノス　腎臓が尿を生成することを証明し、尿管の役割を認識し、「尿管」という用語を命名。

一五二三―一五六二年　ファロッピオ　卵管の発見者。色素を血管に注入する方法を開発。ベリーニに先だって腎の構造を示した。

一五三七年　ヴェサリウス『ファブリカ』を刊行。精嚢、精管、前立腺を異なる器官として記述。精巣は男性の生殖器官、卵巣は女性の相当物とした。

一七世紀中頃　グラーフ　マウスの精巣精細管は長い紐状であることを観察。

一六六二年　ベリーニ　尿細管を観察、「ベリーニ管」の命名。

一六六六年　マルピーギ　腎皮質の腺構造を探究、腺と表現した構造物は「マルピーギ小体」と名付けられた。

一六七七年　レーベンフック　顕微鏡を発明、細胞と微生物と精子を観察。

一六九一年　ルイシュ　多発性嚢胞腎、膀胱腫瘍の挿絵を発行。

一七〇六年　モルガーニ　精巣水瘤、精液瘤、精索静脈瘤を記述。精巣垂は「モルガーニ小胞」と命名。膀胱尿管逆流を記載。

一七二四年初頭　サントリーニ　膀胱前立腺を覆う網目状の静脈を最初に記載。「サントリーニ静脈叢」の同義語。
一七七四年　安永三年　杉田玄白ら『解体新書』を発刊。
一七八二年　シュムランスキー　「糸球体」を確認、命名。
一七八八年　ハンター　前立腺側葉、中葉肥大で尿路閉塞を引き起こす。精巣導帯は「ハンター導帯」と彼の冠名。前立腺は男性ホルモン依存性器官であると説示した。
一七九二―一八六七年　シビエール　砕石器、結石捕捉器を作製。ネッカー病院の初代部長。
一七九八年　寛政一〇年　大槻玄沢『重訂解体新書』完成し、一八二六年（文政九年）刊行。「摂護」という臓器を命名。
一八〇七年　ボッチーニ　導光器を開発。
一八一九年　文政二年　杉田立郷『徽瘡新書第五巻』に摂護固腫、現在の前立腺疾患を記す。
一八二三年　文政六年　池田冬蔵『解臓図賦』に「前立」と称した。
一八二四年　アンデシュ・レチウス　膀胱前腔を発見。「レチウス腔」と呼ばれる。
一八三六年　デノビエ　「デノビエ筋膜」の解剖とその胎生期の由来に関して記載。
一八三七年　天保八年　本間玄調『瘍科秘録』本邦初の膀胱切石術。
一八四二年　ボーマン　「マルピーギ小体」の周囲に嚢が存在し、尿細管に連結していることを記述。「ボーマン嚢」の記載。

一八四二年　ルードヴッヒ　尿生成のメカニズム濾過・再吸収の仮説提唱。
一八四七年　ケリカー　精子は寄生虫ではなく、精巣細胞からの自己細胞であり、卵子と結合して受精することを証明。
一八五〇年　ライディッヒ　「ライディッヒ細胞」と呼ばれるようになった精巣間質細胞を記載。
一八五二年　サイモン　膀胱外反症に尿管腸管吻合。尿路変向術の嚆矢。
一八五七年　トンプソン　経尿道的砕石術を学ぶため、シビエールに師事。ベルギー王レオポルド一世やフランス王ナポレオン三世の経尿道的砕石術を施行。
一八五七年　安政四年　緒方洪庵『フェランド著扶氏経験遺訓』尿閉の原因を記載。
一八六二年　ヘンレ　彼の冠名である「ヘンレ・ループ」の存在を証明。
一八六五年　セルトリ　精細管内の栄養細胞を記載。「セルトリ細胞」と呼ばれるようになった。
一八六七年　ビルロート　経会陰式尿道外経路前立腺摘除術を初めて施行。経恥骨式前立腺摘除術を初めて施行。
一八六九年　シモン　世界で初の計画的腎摘除術。
一八七七年　ニッツェ　内装レンズと光源を備えた尿道鏡を作製。特許一六二四号の承認。
一八七九年　明治一二年　小野敦善　尿閉の治療を発表。
一八八〇年　チェルニー　腎盂切石術、その後腎癌の腎部分切除術。
一八八一年　ソネンバーグ　膀胱部分切除術を施行。

一八八二年　グラヴィッツ　腎癌の副腎迷芽説を提唱。
一八八七年　バーデンハウエル　膀胱全摘除術を初めて施行。
一八八九年　ブラウン・セカール　動物精巣抽出物を自己注射。体力増強、精神的活力、食欲増進を報告。
一八九一年　ウィルムス　小児の腎腫瘍、「ウィルムス腫瘍」を記載。
一八九二年　マイドル　膀胱三角部を楕円形に切取り、S状結腸に吻合。
一八九二年　明治二五年　内藤敬一　摂護腺肥大症の本邦最初の症例報告。
一八九五年　ジェロタ　腎の支持組織として前葉が存在、腎全周は筋膜で覆われていることを証明。
一八九五年　フラー　恥骨上式前立腺摘除術を開発。
一八九五年　レントゲン　エックス線を発見。
一八九六年　明治二九年　金森辰次郎　本邦膀胱腫瘍の第一例目の報告。病理解剖は山極勝三郎により、同年発表。
一九〇〇年　ヤング　前立腺牽引器を用い経会陰式到達法を考案。一九〇四年　前立腺肥大症に経会陰式手術を行った。一九一七年　JUを創刊。
一九〇〇年　ギテラス　ニューヨーク泌尿生殖器学会を設立。二年後、同会は米国泌尿器科学会となる。

一九〇一年　フレーアー　恥骨上式前立腺摘除術四例を英国医学雑誌に発表。
一九〇二年　アルバラン　ニッツェ膀胱鏡に有名な爪、アルバラン・ブリッジを作製。術前診断された原発性尿管腫瘍を初めて報告。
一九〇五年　明治三八年　阿久津三郎　膀胱鏡診断、乳頭腫に内視鏡的摘出また膀胱高位切開摘出、浸潤性癌に膀胱全摘除と尿管皮膚瘻術を本邦初めて施行。
一九〇六年　ブェルカーとリヒテンベルク　逆行性腎盂造影を初めて施行。
一九〇七年　ギュイヨン　国際泌尿器科学会を設立。
一九〇七年　明治四〇年　田中友治　摂護腺癌二例は本邦最初の報告。
一九一〇年　コッフィー　イヌの尿管腸管の粘膜下トンネルにて端側縫合。
一九一二年　メイヨー　膀胱外反症にコッフィー法を行い成功。
一九一二年　大正元年　鈴木平十郎　膀胱全摘除術後、腸管を利用した尿路変向術を試みた。
一九一二年　大正元年　日本泌尿器病学会設立。第一代会長　朝倉文三。
一九一六年　大正五年　高橋明　フレーアー恥骨上部摂護腺摘出法七例施行。
一九二一年　大正一〇年　坂口勇　本邦製の膀胱鏡を開発。
一九二三年　ウォーカー　王立医学協会泌尿器科部門の会長。
一九三三年には国際泌尿器科学会の英国の会頭。
一九二六年　スターンとマッカーシー　切除鏡を開発。

一九二九年　リヒテンベルクとスウィック　ウロセレクタンを開発し、経静脈性尿路造影に成功。
一九二九年　ドス・サントス　経大動脈造影を導入。
一九三〇年　昭和五年　岡嶋敬治「前位腺」との解剖用語を記す。
一九三五年　ブーテナントとハニシュ　コレステロールからテストステロンを合成。
一九三六年　昭和一一年　市川篤二　大腿動脈経由の逆行性大動脈撮影法開発。
一九四〇年　昭和一五年　楠隆光　萎縮膀胱にコッフィー・ウサデル法を実施。
一九四五年　ミリン　恥骨後式前立腺摘除術を施行。
一九四七年　ミリン　前立腺癌に恥骨後式全摘術。
一九四七年　リバス　経前尾骨式後腹膜気体注入法を開発。
一九四七年　昭和二二年　プロスタータは「前立腺」に決定。
一九四九年　昭和二四年　落合京一郎　膀胱腫瘍に膀胱全摘除術兼尿管S状結腸吻合術を施行。
一九五〇年　ブリッカー「回腸導管」を作製。
一九五〇年　昭和二五年　楠隆光　前立腺癌に恥骨後式前立腺全摘除術を施行。
一九五一年　クーン　ヘンレ・ループは「対向流増幅系」を証明。
一九五一年　ラピデス　尿管S状結腸吻合術でおこる高クロル性アシドーシスの原因究明。
一九五三年　セルディンガー　大腿動脈経由での大動脈造影に成功。
一九五八年　ワッテンバーグ　組織化学的方法にてライディッヒ細胞にアンドロゲンが存在するこ

とを直接証明。
一九五八年　昭和三三年　南武　ブリッカー手術回腸導管三例施行。
一九五八年　昭和三三年　太田邦夫と三須良彦　剖検例一八・一パーセントに潜伏性前立腺癌を証明。
一九六〇年　オーベリング　淡明細胞癌に近位尿細管類似構造を電顕で観察。腎癌は近位尿細管由来を証明。
一九六〇年　昭和三五年　市川篤二司会　尿路再建術シンポジウムを開催。
一九六三年　クレアモント　ヒトの精子発生周期は六段階、一個の精細管断面に、複数の周期がモザイクを形成。
一九八二年　コック　導尿型尿禁制型尿路変向術として「コック・パウチ」を作製。さらに新膀胱を開発。
一九八三年　昭和五八年　全国膀胱癌患者登録調査報告　二〇九〇例の膀胱癌患者、膀胱全摘除術は四五二名。尿路変向術五四三例のうち、回腸導管術二六一例、尿管S状結腸吻合術二四例。
二〇一五年　平成二七年　厚生労働省人口動態統計　二七年度の前立腺癌死は一万一三二六人。

[ね]

[の]

[は]

[ひ]

用語索引

人名索引

【著者経歴】

昭和11年　埼玉県生まれ
昭和36年　東京大学医学部医学科卒業
昭和37年　東京大学医学部泌尿器科学教室入局
昭和43年から2年半　米国ニューヨーク医科大学泌尿器科留学
昭和49年　日本大学医学部　助教授、教授、病院長を歴任
平成15年　日本大学停年後、公立阿伎留医療センター院長
5年間勤務後　現在に至る

先学《せんがく》の肩《かた》に乗《の》って
―近世《きんせい》までの泌尿《ひにょう》器《き》外科《げか》青史《せいし》―

二〇一八年九月一五日　初版第一刷発行
著　者　岡田 清己（おかだ きよき）
発行者　鈴木 文治
発行所　医学図書出版株式会社
東京都文京区本郷二－二九－八 大田ビル
〒一一三－〇〇三三
電　話　〇三－三八一一－八二一〇
ＦＡＸ　〇三－三八一一－八二三六
URL: http://www.igakutosho.co.jp
印刷所　木元省美堂
製本所　フォーネット社
ISBN978-4-86517-286-7 C3047